Como vivir mejor con fibromialgia

Karim A Nesr

# COMO VIVIR MEJOR CON FIBROMIALGIA

## KARIM A NESR

Karim A Nesr

Como vivir mejor con fibromialgia

Copyright © 2020 Karim A Nesr

Todos los derechos reservados

Contacto: karimanesr@hotmail.com

Karim A Nesr

## DEDICATORIA

Este libro que tienes en tus manos ha sido posible gracias sobre todo a una persona, mi maravillosa esposa que es tan valiente y generosa, ella ha estado junto a mí cuando más difícil era y me tomó de la mano para acompañarme en un camino muy difícil, se quedó a mi lado cuando más la necesitaba y menos lo merecía.

Hay enfermedades que marcan la vida y que acarrean un gran sufrimiento para quienes las padecen, pero no debemos olvidar a las personas que acompañan y cuidan al paciente, esas personas que no huyen ante la dificultad. El paciente no puede abrir la puerta e irse y no hacer frente a su enfermedad, no le queda otro remedio que aguantar lo mejor posible y sobrellevar como pueda lo que le ha tocado en suerte.

Cualquier otra persona si puede hacerlo, puede elegir irse para no ver días de inmenso dolor, no pasar noches en vela, no soportar crisis, ataques de ansiedad, sufrimiento, aguantar a una persona que tiene momentos en los que no se soporta ni a sí mismo y tantas cosas que traen este tipo de enfermedades.

Pero hay personas valientes, parejas, familiares, amigos que pueden elegir y se quedan a sabiendas de lo duro y difícil que va a ser y sacrifican mucho por hacer más fácil la vida del paciente, por cuidarle y atenderle y hacer mejor su vida.

Quienes eligen quedarse son personas maravillosas con una grandeza infinita que pocas veces se reconoce.

Quiero que este libro sirva de ayuda y encuentren en las pautas para mejorar y vivir mejor con fibromialgia quienes padecen esta enfermedad y quienes conviven con ella como cuidadores de una persona que la padece y que sirva también como reconocimiento y agradecimiento a todas las personas que tienen ya sea por elección propia o por vocación la difícil tarea de cuidar a alguien enfermo, principalmente a mi esposa pues gracias a ella yo estoy hoy aquí y este libro está en tus manos.

Karim A Nesr

Karim A Nesr

Como vivir mejor con fibromialgia

Karim A Nesr

## PROLOGO

La fibromialgia y la fatiga crónica son enfermedades con un origen desconocido, se dice que pueden tener un origen emocional o traumático, pero también hay estudios que las relacionan con un proceso infeccioso antiguo o tenemos la enfermedad de Lyme con unos síntomas tan parecidos que hay casos de fibromialgia que al realizar los análisis pertinentes se descubre que realmente son casos de Lyme.

No tener unas pruebas diagnósticas en las que respaldarnos o una muestra visible de la enfermedad abre la puerta a las dudas y muchos médicos acostumbrados a tratar algo que realmente pueden ver se enfrentan a unas enfermedades que son "invisibles" pero causan mucho sufrimiento.

Al no tener una base sólida con un origen cierto de la enfermedad y presentar tantos síntomas distintos los tratamientos para afrontar la fibromialgia son muy variados encontrando los pacientes los mejores resultados en una combinación de ellos. Los tratamientos con fármacos suelen ser poco efectivos y se recurre a distintas terapias, productos y tratamientos en busca de alivio porque no hay hasta el día de hoy un tratamiento específico para la fibromialgia que mejore todos los síntomas a todos los pacientes y lo que va bien a uno no le ayuda en nada a otro.

En este libro el autor ha recogido los tratamientos, las terapias y estrategias de afrontamiento desde el punto de vista del paciente, pero contando con el apoyo y los conocimientos de distintos terapeutas especializados cada uno en su materia de trabajo como médicos, psicólogos, fisioterapeutas, fitoterapeutas, etc. Para ofrecerle un tratado completo de consulta con el que usted podrá afrontar esta enfermedad y lograr con poco esfuerzo vivir mejor con fibromialgia.

Como vivir mejor con fibromialgia

Karim A Nesr

# Contenido

DEDICATORIA ................................................................................... 7
PROLOGO ........................................................................................ 10
FIBROMIALGIA, INFORMACIÓN GENERAL ............................................... 3
Qué es la fibromialgia ............................................................................ 3
Síntomas de la fibromialgia .................................................................... 5
Quién padece fibromialgia ...................................................................... 7
Cómo se diagnostica .............................................................................. 8
Qué causa la fibromialgia ..................................................................... 11
Cómo se trata la fibromialgia ............................................................... 12
Dolor ................................................................................................... 13
Sueño .................................................................................................. 14
Problemas cognitivos ........................................................................... 15
Fatiga .................................................................................................. 17
El estrés, las emociones, soporte y aceptación ................................... 18
¿Cuál es el pronóstico? ....................................................................... 19
Califique su fibromialgia ....................................................................... 20
Fibromialgia. Escala de afectación ...................................................... 21
Otros problemas médicos .................................................................... 23
Lista de problemas y estrategias ......................................................... 24
Problemas ........................................................................................... 25
Estrategias de afrontamiento ............................................................... 26
Defina la situación de su vida .............................................................. 28
El papel de su doctor ........................................................................... 29
Cuatro reglas generales para el tratamiento ....................................... 30
Medio ambiente y Hábitos ................................................................... 31
Estrategias .......................................................................................... 32
Los medicamentos para el sueño ........................................................ 34

Trastornos del sueño .................................................................. 36
Apnea del sueño ........................................................................ 37
Síndrome de piernas inquietas ................................................. 38
Dolor ........................................................................................... 39
Ejercicio ..................................................................................... 40
Postura y movimiento .............................................................. 42
Los medicamentos para el dolor ............................................. 43
Notas generales sobre Fármacos para la fibrpomialgia ....... 43
Recomendaciones específicas ................................................. 45
Otros tratamientos para el dolor ............................................. 47
Fatiga ......................................................................................... 50
Estrategias para la fatiga ......................................................... 52
"Fibroniebla" o confusión mental ........................................... 54
Tratamientos adicionales ......................................................... 58
Suplementos .............................................................................. 59
Terapias Avanzadas ................................................................. 60
Encuentre sus límites ............................................................... 60
Sensibilidades físicas ............................................................... 62
Reducir el nivel de actividad, establecer prioridades ........... 63
Haga periodos cortos de actividad ......................................... 64
Estrategias adicionales ............................................................. 65
Reglas personales ..................................................................... 70
Planificación y programación ................................................. 72
Cómo limitar las recaídas ........................................................ 74
Reducción del estrés ................................................................. 82
La depresión .............................................................................. 87
La frustración y la Ira .............................................................. 92
La culpa ..................................................................................... 95

| | |
|---|---|
| Relaciones | 98 |
| Asuntos familiares | 103 |
| Mejorar su vida en pareja | 109 |
| Consejos para cuidadores | 112 |
| Grupos de apoyo y clases | 116 |
| Duelo | 118 |
| Autocompasión | 121 |
| Cansancio | 122 |
| Creando su nueva vida | 123 |
| REMEDIOS NATURALES QUE LE VAN A AYUDAR | 126 |
| PLANTAS | 128 |
| Hipericón. (Hipérico) | 128 |
| Uña de gato | 130 |
| Harpagofito | 131 |
| Noni | 132 |
| Própolis | 135 |
| Equinácea. (Echinacea) | 137 |
| Bardana | 138 |
| Diente de león | 139 |
| Ginkgo biloba | 140 |
| REGENERADORES | 142 |
| Coenzima Q-10 | 142 |
| Metil Sulfonil Metano (MSM) | 145 |
| Condroitina | 147 |
| Glucosamina | 153 |
| Lactobacillus acidophilus | 155 |
| Magnesio | 156 |
| Bromelina | 159 |

Papaína .................................................................................................... 161
Tripsina ................................................................................................... 162
VITAMINAS ........................................................................................... 163
Vitamina B-1 .......................................................................................... 163
Vitamina E .............................................................................................. 165
Vitamina C .............................................................................................. 167
AMINOÁCIDOS INHIBIDORES DEL DOLOR ................................... 174
Triptófano ............................................................................................... 174
Fenilalanina ............................................................................................ 176
Gaba ........................................................................................................ 177
Glicina ..................................................................................................... 179
Taurina .................................................................................................... 180
Tirosina ................................................................................................... 182
Las catecolaminas .................................................................................. 183
La melanina ............................................................................................ 184
Hormonas del tiroides: triyodotironina y tiroxina ............................. 185
L-Carnitina ............................................................................................. 188
El fosfato de magnesio .......................................................................... 193
NOTAS FINALES .................................................................................. 196

# COMO VIVIR MEJOR CON FIBROMIALGIA

KARIM A NESR

Karim A Nesr

# FIBROMIALGIA, INFORMACIÓN GENERAL

## Qué es la fibromialgia

La fibromialgia es un trastorno a largo plazo que afecta al sistema nervioso central y periférico. Es una enfermedad crónica en la que se caracteriza por presentar múltiples síntomas entre los que destacan el dolor musculoesquelético en todo el cuerpo con una exagerada hipersensibilidad, alodinia e hiperalgesia en diferentes partes del cuerpo sobre todo en los conocidos como "puntos gatillo" que son 18 puntos repartidos simétricamente en el cuerpo del paciente en los que una leve presión provoca un dolor intenso (fig. 1). Otros síntomas comunes son el sueño no reparador, fatiga debilitante y confusión mental. Los problemas emocionales como la depresión, la ansiedad, la irritabilidad y dolor son muy habituales en estas dolencias y suele presentarse acompañada de problemas reumatológicos.

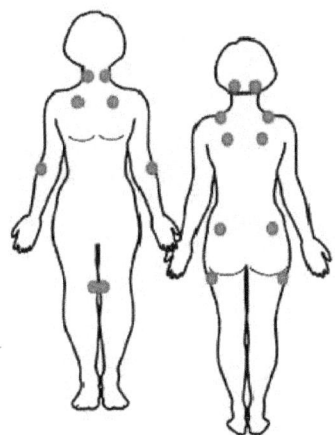

*Ilustración 1 Puntos gatillo fibromialgia*

Karim A Nesr

La severidad de la fibromialgia varía mucho de una persona a otra. Mientras que algunas pacientes siguen llevando una vida relativamente activa y prácticamente normal con algún periodo de crisis, otras llegan a estar confinadas en casa o incluso en cama sin poder realizar las tareas más livianas.

Es una enfermedad a largo plazo y a menudo grave, la fibromialgia afecta a muchos aspectos de la vida de la/el paciente, creándole muchos problemas que requieren ajustes importantes y profundos. Las personas con fibromialgia tienen que luchar para controlar sus síntomas y adaptar su vida a los límites impuestos por su enfermedad. Las adaptaciones pueden llegar a obligar a reducir o eliminar el trabajo remunerado y a la reducción de las responsabilidades familiares para hacer frente a la fatiga, el dolor, los problemas cognitivos y a un aumento del estrés y las emociones intensas, es importante la aceptación de sus propias limitaciones.

## Síntomas de la fibromialgia

Las personas con fibromialgia suelen presentar varios o incluso muchos síntomas al mismo tiempo. La gravedad de los síntomas a menudo va variando en el tiempo. Uno de los síntomas puede ser el más marcado en un momento determinado y otro síntoma serlo en un período posterior. Los cuatro síntomas más comunes son dolor, dormir mal, fatiga y problemas cognitivos.

Dolor: El dolor puede ser experimentado en las articulaciones o más comúnmente, como un dolor general del cuerpo que a menudo se describe como "me duele hasta el pelo" o "dolor del alma". El dolor se intensifica por la hiperactividad, el sueño no reparador, la ansiedad y el estrés, y los cambios en el clima.

Dormir mal: El sueño a menudo se experimenta como no reparador. Las personas con fibromialgia a menudo se sienten más cansados cuando se levantan que antes de ir a la cama. Los problemas del sueño suelen ser una parte de la enfermedad, pero pueden ser intensificados por otros factores como el estrés, el exceso de actividad y la falta de un buen ambiente para dormir o no tener buenos hábitos de sueño.

Fatiga: La fatiga se experimenta como un agotamiento profundo que puede ser provocada sin razón aparente. La fatiga es a menudo desproporcionada con relación a la energía que se ha gastado y dura mucho más tiempo del que lo haría en una persona sana. Este "malestar post-esfuerzo" es también un sello distintivo del síndrome de fatiga crónica (SFC), una enfermedad que coincide en muchos síntomas con la fibromialgia pudiendo llegar a confundirse una con la otra o a cursar al mismo tiempo. La fatiga puede intensificarse por un exceso de actividad, la falta de sueño, la falta de forma física, el estrés, las emociones y una mala nutrición.

Problemas cognitivos: La mayoría de los pacientes con fibromialgia experimentan dificultades cognitivas, a menudo lo definen como "niebla del cerebro", (fibroniebla) o "lentitud de pensamiento". Los problemas cognitivos incluyen sensación de confusión, dificultad para concentrarse, no encontrar las palabras y fallos en la memoria a corto plazo. Esto puede reducirse limitando la actividad y los esfuerzos, descansando adecuadamente, manejando el estrés y limitando las exigencias mentales.

Otros síntomas: Las personas con fibromialgia a menudo experimentan otros síntomas, que crean más molestias. Síntomas adicionales comunes incluyen: dolor de cabeza, fiebre baja, dolor de garganta, dolor en los nódulos linfáticos, ansiedad y depresión, zumbido en los oídos, síndrome de las piernas inquietas, sequedad en ojos y boca, dolor de garganta, alteraciones de la visión, mareos, dolor abdominal (gases, distensión abdominal, periodos de diarrea y o estreñimiento), incontinencia urinaria, alergias y erupciones, sensibilidad a la luz y el ruido, sensaciones anormales de temperatura, tales como escalofríos o sudores nocturnos, cambios de peso, intolerancia al alcohol, picor y hormigueo en las extremidades.

## Quién padece fibromialgia

La fibromialgia es una enfermedad común que afecta a entre el 2 y el 5% de la población. La investigación sugiere que la enfermedad afecta a todos los grupos sociales, golpeando las poblaciones más vulnerables con mayor frecuencia que a la clase media alta. La edad suele estar entre los 20 y los 50 años, aunque se han documentado casos de niños y también de ancianos que padecen esta enfermedad. Las mujeres la sufren 10 veces más que los hombres.

Las pacientes con artritis reumatoide y otras enfermedades autoinmunes tienen muchas posibilidades de desarrollar con el tiempo también fibromialgia.

## Cómo se diagnostica

Dado que no existen todavía criterios de diagnóstico estandarizados para la identificación de la fibromialgia o marcadores físicos comprobados para la enfermedad el diagnóstico puede ser difícil. El dolor, la fatiga severa y otros síntomas de la fibromialgia pueden ser causados por varias enfermedades diferentes y hay que descartar cualquier otra patología antes de dar un diagnóstico.

Es muy importante realizar un examen con pruebas de laboratorio y pruebas de imagen completo para excluir otras patologías que tienen síntomas similares. La fibromialgia no presenta ninguna anormalidad en las pruebas de laboratorio ni en imágenes como radiografías, ecografías, gammagrafías, etc., pero estas pruebas pueden mostrar problemas de la tiroides, anemia, enfermedad de Lyme, lupus, esclerosis múltiple, hepatitis, trastornos del sueño y depresión.

Por regla general las pacientes con fibromialgia llegan a tener el diagnóstico después de un largo camino en el que se las ha ido tratando un síntoma puntual pero no el conjunto de síntomas que conlleva la fibromialgia. Al no aparecer en ninguna prueba, las continuas visitas al médico porque "me duele todo", "estoy todo el día agotada", "no me puedo ni mover", "siento como si tuviese niebla en el cerebro" y demás sintomatología hacen que un médico que por regla general suele ser un reumatólogo llegue al diagnóstico de fibromialgia.

Para conseguir un diagnóstico precoz y lo más certero posible, el American College of Rheumathology (ACR) estableció en 2010 unos criterios de diagnóstico para la fibromialgia que tienen en cuenta la presencia de múltiples síntomas y su intensidad facilitando el diagnóstico a profesionales médicos no especializados en esta enfermedad.

Estos criterios se basan en un sistema de puntuación que valora la intensidad del dolor en base al Índice de Dolor generalizado (IDG) en 19 zonas del cuerpo en las 2 semanas anteriores y el Índice de Severidad de los Síntomas (ISS) que valora el nivel de cansancio, la calidad del sueño, problemas cognitivos y síntomas somáticos generales como: dolor muscular, síndrome del intestino irritable, cansancio prolongado, dificultad para concentrarse, problemas de memoria, astenia o debilidad muscular, dolor de cabeza de larga duración, dolor abdominal, calambres abdominales, entumecimiento u hormigueo en las extremidades, estreñimiento, diarrea, depresión, insomnio, sequedad bucal, fiebre, pitido en los oídos, fenómeno de Raynaud, picores, vómitos, acidez de estómago, llagas en la boca, dolor de garganta, pérdida o cambio del gusto, sequedad ocular, dolor al orinar, espasmos en la vejiga, pérdida de peso, intolerancia al sol, frecuentes hematomas.

Criterios ACR 2010 para el diagnóstico de fibromialgia

| Índice | Variables | Puntuación |
|---|---|---|
| Índice de Dolor generalizado (IDG) | Hombro (Derecho/Izquierdo) <br> Brazo (Derecho/Izquierdo) <br> Antebrazo (Derecho/Izquierdo) <br> Cadera (Derecha/Izquierda) <br> Muslo (Derecho/Izquierdo) <br> Pierna (Derecha/Izquierda) <br> Mandíbula (Derecha/Izquierda) <br> Pecho <br> Abdomen <br> Espalda baja <br> Espalda alta <br> Cuello | Cada zona dolorosa en las 2 semanas anteriores = 1 punto <br> Puntuación entre 0-19 |
| Índice de Severidad de los Síntomas (ISS) | 1. Cansancio <br> 2. Sueño no reparador <br> 3. Síntomas cognitivos <br> 4. Síntomas somáticos | 0. Sin síntomas <br> 1. Síntomas ligeros: leves o intermitentes <br> 2. Síntomas moderados: considerables y frecuentes <br> 3. Síntomas severos: graves y continuos <br> > Para los síntomas somáticos: <br> 0. Sin síntomas <br> 1. Pocos síntomas (1-10) <br> 2. Síntomas moderados (11-24) <br> 3. Muchos síntomas (25 o más) <br> Puntuación entre 0 y 12 |

Para el diagnóstico de fibromialgia es necesario cumplir las tres condiciones:
IDG > 7 e ISS > 5 o IDG 3-6 e ISS > 9
No existe otro trastorno como causa y los síntomas duran al menos 3 meses.

Karim A Nesr

Es importante tener en cuenta que la presencia de fibromialgia no excluye que un paciente pueda tener otras enfermedades. La mayoría de las personas que la padecen también tienen síndrome de fatiga crónica. Algunos síntomas que se encuentran frecuentemente en las personas con fibromialgia incluyen alergias, depresión, endometriosis, síndrome del colon irritable, problemas digestivos, enfermedad cándida, celiaca, intolerancia a la lactosa, prolapso de la válvula mitral, sensibilidad química múltiple, problemas cómo hipotensión y el síndrome de taquicardia postural ortostática, sensibilidad a la luz, sonido, sensibilidad a los olores, trastornos del sueño como apnea y síndrome de piernas inquietas, problemas de tiroides, y la vulvodinia.

## Qué causa la fibromialgia

La causa de la fibromialgia es aún desconocida, hasta hace muy poco tiempo era considerada una enfermedad de carácter psicológico o psicosomático, pero gracias a estudios mediante resonancia magnética se ha podido comprobar que los dolores que padecen los pacientes con fibromialgia se manifiestan como estimulaciones de baja intensidad en las áreas del cerebro responsables del dolor que los pacientes sanos no muestran. Este bajo umbral de tolerancia al dolor parece ser la causa de que los pacientes con fibromialgia muestren hiperestesia, reacción muy acusada de dolor ante la presión u otros estímulos.

El estrés físico y mental está presente en el inicio y evolución en casi todos los casos y la inmensa mayoría de pacientes muestran alteraciones del sueño, problemas del sistema inmunológico, trastornos del sistema nervioso central y periférico, alteraciones hormonales y de los neurotransmisores, factores genéticos, alteraciones psiquiátricas o de los tejidos periféricos.

Algunas personas creen que la fibromialgia es causada por un agente externo que entra en el cuerpo, mientras que otros piensan que se debe a la respuesta del cuerpo, posiblemente a varios agentes. Puede aparecer tanto en grupos cómo en casos individuales, y al manifestarse con una amplia variedad de síntomas y en una amplia gama de niveles de gravedad, algunos investigadores sugieren que puede llegar a ser causado por varias o incluso muchas enfermedades, principalmente reumatológicas o con la sensibilidad al gluten no celiaca. También hay casos en los que la enfermedad se ha desarrollado después de una infección, un trauma físico o psíquico, reacción a sustancias químicas y a vacunas.

## Cómo se trata la fibromialgia

Dada la falta de comprensión de la causa y la ausencia de una cura, el tratamiento para la fibromialgia se centra en controlar los síntomas y mejorar la calidad de vida. El tratamiento médico se debe adaptar a cada paciente, comenzando por hacer frente a los síntomas más molestos, como los trastornos del sueño y el dolor. Puesto que ningún medicamento es útil en todos los pacientes, a menudo hay un período de experimentación para encontrar lo que funciona para una persona concreta. Los medicamentos pueden tener que ser cambiados periódicamente, ya que pueden perder efectividad. Los tratamientos generalmente se inician con dosis muy bajas para chequear la existencia de efectos beneficiosos y si es así, se va subiendo la dosis hasta encontrar la que resulta efectiva.

Muchos expertos recomiendan el enfoque multidisciplinar (médico de cabecera, reumatólogo, psicólogo, fisioterapeuta...) y hacer uso de tratamientos farmacológicos en caso de ser necesario, pero haciendo hincapié en realizar ajustes de estilo de vida tales como el ritmo, control del estrés y un buen apoyo. Técnicas de autogestión son a menudo las estrategias más potentes para el tratamiento de la fibromialgia.

## Dolor

El dolor musculoesquelético generalizado por todo el cuerpo es quizá el síntoma con más prevalencia en la fibromialgia. Suele ser un dolor intenso y duradero a lo largo del tiempo, difuso y acompañado de rigidez articular que afecta a varias zonas del cuerpo y empeora con el ejercicio físico, el estrés y el frío.

El dolor suele presentarse sobre todo en la zona lumbar, muslos, cuello, garganta, manos, tórax ... Puede venir acompañado de espasmos musculares y calambres.

Al igual que con la fatiga, el dolor es un reflejo de los límites impuestos por la enfermedad. Le ayudará conocer sus límites de actividad y mantenerse dentro de ellos, hacer actividades durante cortos periodos de tiempo, cambiar de una tarea a otra con frecuencia y tomar descansos para reducir el dolor. Además, hacer frente a la fatiga y la falta de sueño puede reducir el dolor. Cuando nos sentimos cansados, experimentamos el dolor con más intensidad, por lo que la reducción de la fatiga también reduce el dolor. Del mismo modo, con la falta de sueño se intensifica el dolor, por lo que mejorar el sueño es también una manera de controlar el dolor.

Algún alivio del dolor también se puede lograr a través de medicamentos de venta libre como la aspirina y otros calmantes para el dolor y con medicamentos recetados principalmente para dormir, antidepresivos como amitriptilina o medicamentos antiepilépticos y analgésicos como tramadol. Consulte siempre con su médico antes de tomar nada, él es quién mejor le aconsejará que medicamentos tomar y en que dosis.

## Sueño

La falta de sueño o un sueño de mala calidad por cualquier motivo puede ser desencadenante de la enfermedad y los síntomas asociados o amplificarlos

Polisomnografías realizadas a pacientes con fibromialgia han mostrado que padecen un sueño fragmentado con una disminución de las fases profundas del sueño. También se ha observado mediante electroencefalografías que sufren intrusiones en el sueño provocadas por el dolor, la depresión, ansiedad o deficiencia de serotonina. Hay medicamentos que pueden empeorar el sueño.

Se puede mejorar mucho la calidad del sueño a través de unos buenos hábitos y creando un ambiente propicio para el buen descanso. Los hábitos relacionados con el sueño son principalmente mantener horarios regulares para acostarse y levantarse, limitar las siestas durante el día, evitar la cafeína y otros estimulantes antes de acostarse y la práctica de ejercicios de relajación para conciliar el sueño. Un buen entorno de sueño incluye una buena cama, la ausencia de ruido y una temperatura adecuada. Se puede reducir el dolor a través de ejercicio suave o un baño y evitar las preocupaciones también puede ayudar a mejorar el sueño.

Los medicamentos usados comúnmente para tratar el sueño pueden ser productos de venta libre como la melatonina y la valeriana o recetados por un médico cómo antihistamínicos, por ejemplo, clonazepam, antidepresivos tricíclicos como la amitriptilina, benzodiazepinas o hipnóticos. A menudo se prescribe una combinación de dos medicamentos, uno para iniciar el sueño y el otro para mantenerlo con el fin de que le sea más fácil dormir al principio y para evitar despertar de madrugada por las molestias del dolor principalmente.

Los trastornos del sueño como la apnea del sueño y movimientos involuntarios de las extremidades, llamados movimientos paroxísticos, sobre todo de las piernas, el conocido como síndrome de piernas inquietas son muy comunes en las personas con fibromialgia y se puede mejorar mediante un tratamiento adecuado.

## Problemas cognitivos

La fibromialgia ha sido considerada durante mucho tiempo una enfermedad con un origen psicológico o psicosomático, se consideraba que los pacientes se quejaban insistentemente de síntomas físicos sin un origen físico identificable haciendo prácticamente imposible el tratamiento de su enfermedad. Afortunadamente esta falsa creencia ha quedado atrás gracias a múltiples estudios realizados lo que es una excelente noticia para los pacientes que tenían el tremendo hándicap de no poder hacer visible su sufrimiento enfrentándose en muchas ocasiones a la desconfianza e incredulidad ante su dolor. Una queja habitual en las personas que padecen fibromialgia es que después de explicar cómo se sienten, que no duermen bien, que sufren de intensos dolores, que se sienten agotadas, que no pueden más reciben una mirada incrédula y la frase "pues se te ve estupendamente".

La depresión suele estar fuertemente asociada a la fibromialgia, la gran cantidad de síntomas como él dolor crónico, los problemas cognitivos, la imposibilidad de llevar una vida normal y el dificil manejo de la enfermedad influyen negativamente en el paciente provocándole un estado de ansiedad y depresión.

La inmensa mayoría de personas con fibromialgia padecen trastornos del sueño, refieren tener un sueño no reparador e inestable con muchos despertares involuntarios por descargas dolorosas en los músculos.

Este sueño no reparador parece estar muy relacionado con otro síntoma que los pacientes llaman "fibro niebla", lo describen como tener una "niebla en el cerebro" que no les deja pensar con claridad, hace que a veces equivoquen las palabras que quieren decir, que no entiendan lo que están viendo, leyendo o escuchando y se sientan como aletargados sin poder pensar con claridad. La "fibroniebla" se puede abordar con mayor eficacia utilizando una combinación de enfoques. Hay estrategias que son muy útiles para afrontar estos problemas en pacientes con fibromialgia, como bajar el ritmo y el manejo del estrés que ayudan a su control.

Otras técnicas que los pacientes utilizan a menudo para controlar estos problemas incluyen realizar una buena higiene del sueño para dormir bien, hacer una cosa cada vez, limitar los estímulos sensoriales, utilizar listas para sus tareas y otros recordatorios, tener rutinas diarias y semanales, y mantener un entorno ordenado.

## Fatiga

La fatiga es uno de los síntomas que más acusan las personas que padecen fibromialgia, suele ser una fatiga en grado extremo presente a lo largo de todo el tiempo que dificulta todas las tareas diarias, así como cualquier actividad ya sea laboral o personal. Esta fatiga puede variar desde ser un cansancio prolongado a lo largo de todo el día a ser una fatiga incapacitante que impide realizar sus tareas a la paciente.

La técnica probablemente más eficaz para controlar la fatiga está en ajustarse a los límites impuestos por la fibromialgia, ajustarse a la energía disponible. Vivir dentro de límites incluye estrategias tales como el establecimiento de prioridades, tomar descansos regulares, hacer actividades durante cortos periodos y vivir con una organización adecuada.

El dolor y la falta de sueño intensifican la fatiga y hay que abordar su tratamiento para reducirla. La fatiga tiene causas adicionales, tales como el estrés y las emociones, falta de condición física y la mala alimentación. El manejo del estrés, el ejercicio y la alimentación saludable también pueden ayudar a reducir la fatiga al abordar estas causas.

## El estrés, las emociones, soporte y aceptación

Como estamos viendo la fibromialgia tiene efectos integrales, tocando muchas partes de la vida de los pacientes y creando nuevos desafíos. Además de tratar los síntomas un plan de tratamiento debe abordar temas como el manejo del estrés y de las emociones, el fortalecimiento de los sistemas de apoyo y la aceptación de la nueva situación.

Las personas con fibromialgia suelen ser personas altamente responsables, buscan el orden, no son capaces de dejar trabajos o tareas sin terminar, en equipo suelen ser quiénes llevan la mayor carga de esfuerzo y en la familia la persona que se hace cargo de todo. Esto suele llevar a situaciones de estrés y suele aparecer cuando una persona se exige demasiado. Si la situación de estrés se prolonga a lo largo del tiempo, no se corrige o no se maneja a tiempo el sistema parasimpático intentará que todo vuelva a la normalidad, si no lo consigue se producirá una situación de desequilibrio y aparecerán problemas como la irritabilidad, el abatimiento, la tristeza, apatía, abatimiento, inestabilidad emocional, ira, fatiga, problemas de comportamiento, ansiedad, estado de alerta permanente, mal descanso y agotamiento.

Afrontar con éxito estos desafíos adicionales por lo general reduce los síntomas, por lo que es también una forma de manejo de la enfermedad.

## ¿Cuál es el pronóstico?

Hasta el momento no existe una cura para la fibromialgia y su curso es muy variable. Una mejora significativa es posible, pero algunos pacientes empeoran con el tiempo y la recuperación total es rara. El pronóstico es un poco mejor en los pacientes más jóvenes. Y no es una enfermedad que acorte el tiempo de vida del paciente.

Estudios clínicos sobre la prevalencia y pronóstico de la enfermedad muestran que del 17% al 64% de los adultos mejora, del 10% al 20% empeoraron con el tiempo y menos de un 5% se recuperó totalmente.

En algunas personas la fibromialgia es relativamente estable y con poca afectación, otras personas muestran una oscilación entre períodos de mejoría y tiempos de síntomas intensos, mientras que otras tienen un nivel relativamente estable de los síntomas, ni mejora ni empeora, se mantiene estable en el tiempo.

Es muy importante que la persona que padece fibromialgia adopte la creencia de que en la mayoría de los casos pueden encontrar por sí mismas cosas para ayudarles a sentirse mejor. Estas estrategias no están destinadas a curar la fibromialgia como si fuesen una pócima mágica, pero pueden ayudar a reducir el dolor y el malestar, ayudan a lograr una mayor estabilidad y a disminuir el sufrimiento. La mejora requiere esfuerzo, coraje, disciplina y paciencia. Aceptar la enfermedad y adaptarse a la nueva situación le será de una gran ayuda.

## Califique su fibromialgia

La severidad de la fibromialgia varía mucho entre personas. Para algunos la vida sólo se modifica ligeramente, mientras que otros han visto sus vidas interrumpidas moderadamente y otros se ven confinados en casa o incluso postrados en la cama. El resultado es que la enfermedad en cada persona es diferente. Para tratar la enfermedad con eficacia, es necesario comprender la gravedad de su fibromialgia.

Usted misma puede evaluar la gravedad de su fibromialgia con la escala que va a continuación. Su puntuación le dará una idea de la gravedad de su enfermedad y del nivel de actividad que su cuerpo puede tolerar en la actualidad.

Por ejemplo, si usted se califica en el 30 la cantidad de actividad que su cuerpo puede tolerar en la actualidad sería cerca de dos horas al día. Su calificación actual también le da un punto de referencia que puede utilizar para comparar su evolución más adelante.

Recuerde: sea cual sea su valoración actual, puede mejorar.

Escriba su calificación en una hoja y guárdela para comprobar más adelante su mejoría. Si quiere puede anotarla en la página para que le sea más cómodo y fácil localizarla más adelante.

## Fibromialgia. Escala de afectación

100- Totalmente recuperada. Nivel de actividad normal, sin síntomas.

90- Nivel de actividad normal con síntomas leves ocasionales.

80- Cerca de nivel de actividad normal, pero con algunos síntomas.

70- Es capaz de trabajar a tiempo completo, pero con dificultad. Mayormente síntomas leves.

60- Es capaz de hacer unos 6-7 horas de trabajo al día. Mayormente tiene síntomas de leves a moderados.

50- Es capaz de hacer alrededor de 4-5 horas diarias de trabajo o actividad similar en casa. Necesita descansos a lo largo del día. Los síntomas son en su mayoría moderados.

40- Es capaz de salir de casa todos los días. Los síntomas son moderados en promedio. Capaz de hacer alrededor de 3-4 horas diarias de trabajo o de actividad como las tareas del hogar, compras, precisa de ayuda.

Karim A Nesr

30- Es capaz de salir de casa varias veces a la semana. Los síntomas son de moderados a severos la mayor parte del tiempo. Es capaz de hacer unas 2 horas al día de trabajo en el hogar o actividades como las tareas del hogar, compras..., con ayuda.

20- Es capaz de salir de casa una o dos veces a la semana. Los síntomas son de moderados a severos. Capaz de concentrarse durante 1 hora o menos por día.

10- Pasa la mayor parte del tiempo postrado en cama. Los síntomas son graves.

0- Está postrado en cama constantemente. Es incapaz de cuidar de sí mismo. Necesita ayuda para las tareas básicas.

Fecha:                Puntuación:

## Otros problemas médicos

Vivir con fibromialgia a menudo se complica por la presencia de otros problemas médicos. Muchas personas con fibromialgia también tienen Síndrome de fatiga Crónica y viceversa. Además, hay otras enfermedades que se encuentran a menudo junto con la fibromialgia. (Ver la lista de abajo). Además, las personas con fibromialgia suelen experimentar condiciones médicas comunes con el envejecimiento, como artritis, problemas de espalda, cáncer, diabetes, enfermedades del corazón y una presión arterial alta.

Usted puede reducir el nivel general de sus síntomas mediante el tratamiento de estas dolencias.

Karim A Nesr

## Lista de problemas y estrategias

La fibromialgia tiene efectos integrales sobre la persona que la padece, tocando muchas partes de la vida y creando muchos desafíos. Afecta a su capacidad de trabajo a sus relaciones, a sus estados de ánimo, a sus esperanzas y sueños para el futuro, e incluso a su sentido de quién es. Pero las personas con esta enfermedad son muy resistentes y pueden encontrar muchas maneras de lidiar con la fibromialgia.

## **Problemas**

¿Qué problemas le ha creado a usted la fibromialgia? Para que se haga una idea de lo que otros dicen, aquí están algunas respuestas comunes dadas por personas que también padecen fibromialgia y siguen programas de autoayuda:

-Sueño no reparador.

-La "fibroniebla" o niebla mental (problemas cognitivos).

-Pérdida de la autoestima.

-La falta de comprensión de los demás

-Aislamiento, sentirse solo.

-La depresión y la sensación de desesperanza.

-La incertidumbre sobre el futuro.

-La pérdida del trabajo o de la carrera profesional.

-Otros problemas médicos además de la fibromialgia.

-Sentimiento de culpa.

-Sensibilidad a la luz, al ruido y a los cambios meteorológicos.

-Añada sus propios problemas que no haya visto escritos a su hoja de trabajo.

Karim A Nesr

## Estrategias de afrontamiento

Las personas con fibromialgia pueden encontrar maneras de hacerle frente. Estas son algunas de las estrategias mencionadas por algunas personas:

-Mantenerme dentro de mis límites, marcar mi ritmo.

-Tomar descansos regulares cada día.

-Escuchar a mi cuerpo.

-El apoyo de mi familia.

-Conseguir el apoyo de otras personas con fibromialgia.

-Medicamentos para aliviar el dolor y dormir.

-hacer estiramientos y yoga.

-El uso de calor y masajes.

-Cambiar mi dieta.

-Pedir ayuda a otros.

-Evitar el estrés y los conflictos.

-Evitar ciertas personas y situaciones tóxicas.

-Mirar hacia el interior, la espiritualidad, la oración.

-La risa y otras actividades placenteras.

-Buscar un buen asesoramiento.

-Practicar la relajación y la reducción del estrés.

-Enumere las estrategias de afrontamiento que usted ya utiliza en su hoja de trabajo.

## Defina la situación de su vida

Sus desafíos y los recursos que tiene para lidiar con ellos variarán dependiendo de su situación.

Así como las personas con fibromialgia difieren en sus síntomas, la gravedad de su enfermedad y el número de enfermedades que tienen, también tienen muchas situaciones de vida diferentes. Algunos pacientes son jóvenes; la mayoría son de mediana edad y otros son más mayores.

Algunos están casados, mientras que otros viven solos o en casa de sus padres. Algunos tienen que atender a sus hijos. Algunos se encuentran en relaciones de apoyo; otros están en continuo conflicto. Algunos tienen una situación financiera segura mientras que otros necesitan trabajar cada día. Todos estos factores afectan a su habilidad para responder de un modo productivo a la fibromialgia.

Su situación incluye otros dos factores importantes: sus habilidades para afrontar situaciones y su actitud, los cuales se pueden cambiar. La investigación ha demostrado que las personas pueden aprender habilidades efectivas para la gestión de la enfermedad a largo plazo, ya sea por cuenta propia o a través de grupos y clases, como los que ofrecen muchos programas de autoayuda.

## El papel de su doctor

Si usted no puede acceder a un experto en fibromialgia, debe encontrar un médico que sea empático y esté dispuesto a ayudarle. Esta persona puede ser su médico de atención primaria o algún otro médico que encuentre que sepa de fibromialgia o esté dispuesto a aprender. Un buen modo de encontrar profesionales familiarizados con la fibromialgia es dirigirse a alguna asociación de personas con fibromialgia de su ciudad, allí los conocen y le pueden orientar para encontrar uno.

Hay cuatro maneras en que su médico le puede ayudar si usted tiene fibromialgia:

1) Establecer un diagnóstico, si usted sospecha que tiene fibromialgia, pero no está seguro.

2) Tratar los síntomas principales de la enfermedad.

3) Tratar otros problemas que acompañan a menudo a la fibromialgia.

4) Proporcionarle la atención primaria habitual.

Aunque el papel del médico es importante, hay que reconocer que no existe una cura conocida hasta ahora para la fibromialgia, por lo que hay límites a lo que el médico puede hacer. Los tratamientos médicos pueden reducir el sufrimiento, pero la clave para alcanzar una notable mejoría es la aceptación de la enfermedad y la adaptación a la misma a través de cambios de estilo de vida.

## Cuatro reglas generales para el tratamiento

Al considerar los medicamentos y otros tratamientos, hay cuatro reglas generales que el médico debe seguir:

-Ningún medicamento funciona para todo el mundo, usted y su médico probablemente tendrán que experimentar para encontrar lo que le funciona a usted.

-Las personas con Fibromialgia suelen ser además extremadamente sensibles a los medicamentos (especialmente los sedantes), por lo que el médico debe comenzar con dosis bajas y aumentarlas lentamente.

-Múltiples medicamentos. A menudo hay que hacer frente a los numerosos síntomas asociados a la enfermedad. Este problema no es inusual o inesperado y no debe disuadir a su médico de ayudarle. Su médico probablemente hará un cambio cada vez para entre los dos puedan determinar la eficacia y los efectos secundarios de cada medicamento.

-Su médico puede tener que cambiar los medicamentos periódicamente, ya que no es raro que las personas desarrollen tolerancia a los medicamentos.

## Medio ambiente y Hábitos

La mayoría de las personas con fibromialgia pueden mejorar su sueño cambiando sus hábitos y su entorno de sueño. Los problemas más comunes incluyen:

-Horas irregulares para ir a la cama o levantarse (no tener un horario definido).

-Ambiente ruidoso (incluyendo los ronquidos al dormir de la pareja).

-La falta de control sobre la luz y la temperatura.

-Una cama incómoda.

-La tensión y la preocupación.

-No tomarse un tiempo antes de ir a dormir para relajarse.

-Comer o beber productos con cafeína demasiado cerca de la hora de acostarse.

Karim A Nesr

## Estrategias

Tener un ambiente cómodo.

Crear un buen ambiente para el buen sueño mediante el uso de un buen colchón y la luz adecuada, control del ruido y la temperatura.

Nota: El ruido incluye los ronquidos de su pareja para dormir. Si esa es su situación, puede llegar a ser necesario el uso de dormitorios separados.

Establecer una rutina.

Seguir la misma rutina cada noche. Prepárese para el sueño reduciendo gradualmente su nivel de actividad en las horas antes de acostarse, puede limitar horas de televisión y el uso del ordenador y siga una rutina regular de todas sus actividades todas las noches.

Utilice su cama sólo para dormir y practicar sexo.

Utilice la relajación y la distracción.

Si le resulta difícil conciliar el sueño, puede escuchar música tranquila o distraerse de alguna otra manera. Si usted no puede dormir, levántese y dedíquese a actividades tranquilas como leer o escuchar música relajante hasta que tenga sueño.

Ver la televisión, usar el ordenador y jugar con juegos electrónicos tienden a hacer que sus sentidos este más alerta. Debe evitarlos, su objetivo es dormir.

Control del estrés y la preocupación.

El estrés conduce a menudo a la tensión muscular, lo que hace más difícil conciliar el sueño. La práctica de métodos de relajación puede ayudarle. Además, si usted está preocupado/a por los problemas, considere dedicar un tiempo antes de ir a la cama para anotar todas sus preocupaciones y decidir que va a hacer al respecto.

Otras maneras de lidiar con la ansiedad incluyen no mirar el reloj y no preocuparse por el insomnio. Para combatir la preocupación, tranquilízate a ti mismo/a, por ejemplo, mediante la repetición de una oración, un mantra o un pensamiento agradable, un descanso tranquilo es casi tan bueno como el sueño.

Levántese a la misma hora.

Si usted se va a la cama más tarde, pero establece una alarma para levantarse a la misma hora cada día puede ayudarle a adaptarse gradualmente a un horario normal.

El uso de la estimulación, un masaje o un baño relajante.

El ser demasiado activo/a durante el día o la tarde puede crear una sensación de inquietud "sentirse cansada, pero sin sueño". Mantener la actividad dentro de sus límites y terminar tareas paulatinamente antes de acostarse puede ayudarle.

Limitar la siesta durante el día.

Si usted nota que las siestas durante el día hacen que le sea más difícil conciliar el sueño por la noche o ese sueño es peor de lo normal duerma sólo por la noche.

Evite la cafeína, el alcohol y tabaco.

El consumo excesivo de cafeína, el alcohol y fumar pueden hacer mucho más difícil conseguir un buen descanso.

Karim A Nesr

## Los medicamentos para el sueño

Antes de acudir a la farmacia a por medicamentos para mejorar el sueño hay que tener en cuenta productos naturales sin receta médica que pueden ser muy efectivos. La melatonina, valeriana y triptófano, antihistamínicos simples, tales como Benadryl, Tylenol PM y Advil PM, o doxilamina, la raíz de valeriana, pasiflora y manzanilla. Los aminoácidos, como la L-teanina y L-triptófano a veces son útiles cuando otros tratamientos fallan.

Si nada de esto funciona, puede intentar los medicamentos recetados. Aunque no son siempre útiles para el tratamiento de sueño en las personas con fibromialgia. La situación ideal es encontrar a un médico dispuesto a trabajar con usted para encontrar lo que más le ayude en su situación particular.

Dado que las personas con fibromialgia suelen ser extremadamente sensibles a los medicamentos, su médico debe comenzar con dosis bajas y aumentar lentamente para encontrar una dosis que sea eficaz y bien tolerada.
En los pacientes que tienen problemas para dormirse y permanecer dormidos una combinación particularmente útil es Clonazepam con una dosis de 0,5-1mg para iniciar el sueño junto con Trazodona o antidepresivos tricíclicos para ayudar a mantener el sueño. Ejemplos de estos últimos incluyen doxepina (10-25mg), amitriptilina (10-25mg) y nortripylina. La amitriptilina se ha usado más ampliamente y con más éxito.

El siguiente paso sería un medicamento no hipnótico como Lunesta (eszopiclona), Rozerem (ramelteon) o Sonata (zaleplon). Estos trabajan para estimular naturalmente el centro del sueño del cerebro y no parecen ser tan adictivos.

Sonata tiene la ventaja de ser de acción corta (3-4 horas, por lo que se puede dar casos de despertar precoz). Lunesta ha sido aprobado para su uso a largo plazo. Rozerem, un medicamento derivado de la melatonina es el menos costoso.

El fármaco hipnotico zolpidem es útil para la iniciación y el mantenimiento del sueño. Zolpidem aumenta la profundidad del sueño, pero los usuarios se pueden adaptar a la droga a través del tiempo, y algunas personas experimentan amnesia o pueden quedarse dormidos de pie.

Los analgésicos y los fármacos antiinflamatorios no esteroideos (AINE) pueden ser utilizados para el dolor y a menudo mejoran el sueño.

Xyrem tiene algunas propiedades atractivas, ya que aumenta el sueño de ondas lentas y restaura el rápido movimiento ocular (REM) del sueño. El medicamento ha sido aprobado por la Food and Drug Administration estadounidense (FDA) como tratamiento para la narcolepsia y aunque los estudios han demostrado su eficacia en la fibromialgia, la FDA ha concluido que los riesgos superan a los beneficios en el tratamiento de fibromialgia.

Si bien los medicamentos pueden mejorar el sueño, también pueden empeorar la situación. Algunas drogas alteran el sueño mediante la reducción del sueño de ondas lentas o causan síndrome de piernas inquietas y movimientos periódicos de las piernas. Estos incluyen benzodiacepinas (excepto en dosis bajas el clonazepam), narcóticos y antidepresivos como Prozac y bupropion. Además, algunos fármacos producen efectos secundarios, como una sensación de aturdimiento por la mañana. Los medicamentos que contienen cafeína y algunos antihistamínicos pueden interferir con el sueño.

Las altas dosis de analgésicos opiáceos como la morfina y la oxicodona pueden interrumpir el sueño. El Tramadol tiene el potencial de interferir con el sueño (incluso a dosis bajas) debido a su acción antidepresiva. Si está tomando uno de estos opioides, puede considerar tomar una cantidad mínima al acostarse o antes de la noche. El calor, analgésicos tópicos, tizanidina (relajante muscular), y Lyrica pueden tratar el dolor y ayudarle con el sueño.

Nota:

Cualquier tratamiento que requiera prescripción médica sólo debe ser recetado por su médico teniendo en cuenta su situación, caso y las interacciones entre los medicamentos que usted ya está tomando. Jamás se automedique. Comunique a su médico si está utilizando algún otro tratamiento o método natural y que efectos está obteniendo para ayudarle a tratarle convenientemente y evitar reacciones adversas entre los distintos productos.

Karim A Nesr

## Trastornos del sueño

Si su sueño no mejora a pesar de tener una mejor higiene del sueño y con el uso de medicamentos pídale a su médico que lo remita a un especialista del sueño. Los trastornos del sueño son muy comunes con fibromialgia y afectan a la mayoría de las personas con esta dolencia, hasta en un 80%. Los trastornos del sueño pueden tener un efecto dramático exacerbando los síntomas.

Dos de los trastornos más comunes son la apnea del sueño y el síndrome de piernas inquietas. Los vemos a continuación.

## Apnea del sueño

La apnea del sueño es una ausencia de respiración momentánea, se produce cuando las vías respiratorias de una persona se bloquean durante el sueño y él o ella dejar de respirar. La persona entonces despierta, jadea para tomar aire y vuelve a dormir, por lo general sin ser consciente del problema. El ciclo puede ocurrir muchas veces por la noche, dejando a la persona agotada por la mañana.

La apnea es una condición tratable. Un remedio común es el uso de una presión positiva continua de las vías respiratorias con la máquina CPAP. El paciente lleva una máscara a través del cual un compresor suministra una corriente continua de aire manteniendo abiertas las vías respiratorias y por lo tanto permitiendo sueño ininterrumpido. El uso de una máquina de CPAP puede eliminar el 90% a 100% de la apnea del sueño de una persona.

Karim A Nesr

## Síndrome de piernas inquietas

El síndrome de piernas inquietas (SPI) implica "extremidades nerviosas", son fuertes sensaciones desagradables en los músculos de las piernas que crean una necesidad de moverlas. El problema a menudo empeora por la noche.

Técnicas de autogestión que le pueden ayudar incluyen la reducción del consumo de cafeína y otros estimulantes, establecer un patrón de sueño regular, hacer algún ejercicio que involucre a las piernas, el uso de los baños o duchas frías o calientes.

La deficiencia de hierro es la causa principal de las piernas inquietas y debe corregirse, como deben serlo también las deficiencias en ácido fólico y magnesio.

Hay varias categorías de medicamentos que le pueden ayudar, incluyendo sedantes, fármacos que afectan la dopamina, analgésicos y anticonvulsivantes.

## **Dolor**

El dolor suele ser el síntoma central en la fibromialgia y es a menudo un problema grave por su incidencia en la calidad de vida de la persona. Para las personas con fibromialgia el dolor se siente generalmente en todo el cuerpo, aunque puede comenzar en una región y extenderse o pasar de una zona a otra.

Puede ir acompañado de problemas neurológicos como hormigueo intermitente y ardor o adormecimiento en las manos, brazos, pies, piernas o cara. Para las personas con fibromialgia, el dolor puede ser experimentado en las articulaciones o más comúnmente como un dolor general del cuerpo a veces descrito como sensación de ser atropellado por un camión.

Dado que el dolor en la fibromialgia puede tener una gran variedad de causas por lo general es atacado con una variedad de estrategias. Usted puede crear su plan personal de manejo del dolor.

… (Karim A Nesr)

# Ejercicio

El ejercicio es uno de los tratamientos más comúnmente prescrito para fibromialgia y también puede ser útil para el síndrome de fatiga crónica. Un programa de ejercicios hecho regularmente puede ayudar a reducir la rigidez, a contrarrestar la pérdida de condición física y mejorar la perspectiva.

Aquí tiene algunas pautas:

1) **Individualice su programa.**

Su programa de ejercicio debe adaptarse a su situación particular. El tipo, la duración y la intensidad del ejercicio dependerán de la gravedad de su enfermedad. Además, su programa de ejercicio debe tener en cuenta los tiempos mejores y peores del día.

2) **Establecer metas realistas.**

El ejercicio tiene un propósito diferente para los pacientes con fibromialgia que para las personas sanas. Las personas sanas pueden establecer metas altas y empujarse. Ese enfoque es probable que empeore los síntomas de las personas con fibromialgia y síndrome de fatiga crónica.

Una meta de ejercicios adecuada para la fibromialgia sería una suave con ejercicios enfocados en reducir la rigidez y el dolor para además conseguir mejorar lo suficiente para hacer que las actividades diarias sean más fáciles.

## 3) Empezar despacio y continuar despacio.

Comience por encontrar un nivel seguro de ejercicio, uno que se adapte a su nivel actual de actividad y que no intensifique sus síntomas ya sea el mismo día o al día siguiente (los efectos pueden aparecer con retardo).

Puede comenzar realizando ejercicios de movimientos muy suaves (estiramientos) y según se vaya tolerando se irá incrementando, mover pesos ligeros, caminar distancias cortas a ritmo cómodo, bicicleta estática, natación, acua-gim...

Los períodos de actividad deben alternarse con el descanso, de modo que varios minutos de ejercicio serán seguidos por una cantidad igual o mayor de tiempo de descanso. Por ejemplo, caminar durante cinco minutos y a continuación sentarse durante cinco minutos. La duración de la actividad y períodos de descanso puede variar de una persona a otra.

El objetivo del ejercicio es tener un nivel sostenible de esfuerzo que usted pueda hacer varias veces a la semana, por lo general cada dos días, sin empeorar sus síntomas. Si su programa provoca una agudización de sus síntomas debe reducirlo en un 50% o volver a un nivel que pueda tolerar.

## 4) Evalúe y monitorice su actividad.

Cómo su objetivo es tener un nivel de actividad que no intensifique sus síntomas, puede evaluar su actividad llevando un registro y mediante el uso de un podómetro (contador de pasos) o un monitor de frecuencia cardiaca.

Un diario de ejercicios puede ayudarle a asociar la actividad y los síntomas. Tenga en cuenta el tiempo y duración del ejercicio, su intensidad y su nivel de síntomas antes, durante, después y al día siguiente. Usted puede anotar los síntomas en una escala de diez puntos.

Un monitor de frecuencia cardíaca le puede ayudar a evitar la intensificación de los síntomas que resulta de forzar el ritmo del corazón.

## Postura y movimiento

Las personas con fibromialgia pueden intentar reducir su dolor mediante la experimentación con su cuerpo y con cómo se mueven. Muchos encuentran que permanecer en una misma posición durante un período prolongado (a veces tan poco como 20 o 30 minutos) aumenta la rigidez y el dolor se intensifica. Moverse periódicamente puede ayudarle, así como limitar el tiempo dedicado a hacer movimientos repetitivos. Algunas personas encuentran una gran ayuda en el Tai Chi.
Estar atento a la postura puede ayudarle también. Dado que las personas con fibromialgia tienden a encorvarse, lo que pone tensión en los músculos del cuello y los hombros, aprenda a sentarse con la espalda recta, manteniendo los hombros hacia atrás y metiendo la barbilla.

## Los medicamentos para el dolor

## Notas generales sobre Fármacos para la fibromialgia

La terapia con medicamentos para el dolor en fibromialgia se debe evitar si es posible, a causa de los efectos secundarios y la posibilidad de adicción. Si usted necesita utilizar medicamentos para el dolor es importante tener expectativas realistas. Los fármacos no eliminan totalmente el dolor, pero pueden reducirlo por un tiempo en algunos pacientes. Pida información completa y precisa sobre cada medicamento, efectos a corto y largo plazo sobre su organismo, potencial adicción e interacción con otros medicamentos a su doctor, usted debe conocer los riesgos y beneficios y asumirlos conscientemente.

Debido a que ningún medicamento es lo suficientemente útil para las personas con fibromialgia y porque los analgésicos a veces pierden efectividad con el tiempo, por lo general se requiere experimentación. Además, los pacientes deben iniciarse con dosis que son una pequeña fracción de los niveles de dosificación normales para ir ajustando las dosis hasta encontrar las efectivas.

Muchos pacientes con fibromialgia también sufren síndrome dolor miofascial, una condición de dolor localizado en los puntos gatillo (lugares específicos en los músculos o fascia, que no debe confundirse con puntos sensibles utilizados para diagnosticar la fibromialgia). Se puede tratar con medicamentos, terapias físicas, tales como el masaje y la liberación miofascial y la inyección de anestésicos locales en los puntos gatillo.

Algunas personas con fibromialgia experimentan dolor neuropático o dolor en los nervios, ardor o sensación de calambres, los sienten con mayor frecuencia en las manos y los pies. Este tipo de dolor se trata con medicamentos anticonvulsivos, como Neurontin.

## Recomendaciones específicas

**Analgésicos.**

Si usted busca alivio de su dolor a través de medicamentos comience con productos de venta libre como la aspirina y otros medicamentos para aliviarlo tales como Ibuprofeno, naproxeno o Tylenol (acetaminofeno).

**Antidepresivos.**

Una segunda categoría son los antidepresivos. Las dosis bajas de antidepresivos tricíclicos (amitriptilina, desipramina, nortriptilina) pueden ser útiles, pero estos medicamentos se asocian frecuentemente con efectos secundarios significativos tales como sequedad de boca, visión borrosa y aumento de peso y tienden a ser menos efectivos con el tiempo.

Recientemente, IRSN (norepinefrina o inhibidores de la recaptación de serotonina) han demostrado ser eficaces para el dolor, tener menos efectos secundarios, tienden a no actuar sobre el peso, y son duraderos. Es decir, permanecen activos después de meses de uso. Estos incluyen Effexor (venlefaxina), Cymbalta (duloxetina), y Savella (milnacipran).

Cymbalta y Savella han sido aprobados por la FDA para el tratamiento del dolor de la fibromialgia.

**Antiepilépticos.**

Hace tiempo que se sabe que los medicamentos para la epilepsia reducen el dolor atípico o neuropático y han sido útiles en fibromialgia. El primer fármaco de este tipo fue Neurontin (gabapentina). Más recientemente Lyrica (pregabalina) ha sido aprobado por la FDA para el tratamiento de la fibromialgia.

## Tramadol.

El tramadol pertenece a una clase única llamada "opioides / no opiáceos." El Tramadol tiene la fuerza de la codeína, pero menos reacciones adversas y rara vez es adictivo. Por lo tanto, es muy eficaz y seguro para las personas con fibromialgia.

## Narcóticos.

Por último, hay narcóticos. Aunque estos no se recomiendan excepto a través de una derivación a un especialista en el manejo del dolor.

## Otros tratamientos para el dolor

Las personas con fibromialgia también utilizan otros métodos para reducir su dolor.

**El tratamiento de la fatiga y el sueño deficiente.**

El dolor, la fatiga y la falta de sueño están estrechamente conectados. Cuando nos sentimos cansados, experimentamos el dolor con más intensidad, al reducir la fatiga disminuye el dolor. Del mismo modo, la falta de sueño intensifica el dolor, por lo que mejorar el sueño puede ayudar a controlar el dolor.

**Aplicación de calor, frío y masaje.**

El calor, el frío y el masaje se pueden utilizar para el alivio temporal del dolor. El calor se utiliza para reducir el dolor que resulta de la tensión muscular y la inactividad. El calor aumenta el flujo sanguíneo y por lo tanto produce una cierta relajación, reduce el dolor y la rigidez en las articulaciones y alivia los músculos doloridos.

Para el dolor localizado el calor suele tener un efecto calmante, se pueden utilizar almohadillas térmicas, bolsas de agua caliente, baños tibios o una manta eléctrica.

Los tratamientos con frío disminuyen la inflamación reduciendo el flujo sanguíneo de un área. También pueden adormecer las zonas que están enviando señales de dolor. Usted puede usar compresas de gel, bolsas de hielo o bolsas de verduras congeladas. El tratamiento con calor o frío no se debe utilizar durante más de 15 o 20 minutos cada vez.

El masaje de las zonas dolorosas también puede proporcionar un alivio temporal del dolor. Al igual que el calor, un masaje aumenta el flujo de sangre y también puede aliviar los espasmos. Se puede dar automasaje con las manos o usando un dispositivo de mano o de masaje profesional. Si le atiende un terapeuta de masaje pídale que sea cuidadoso y que compruebe a menudo su sensibilidad al dolor. La terapia quiropráctica y otros tratamientos físicos también pueden ser útiles.

**Distracción.**

Sumergirse en pensamientos y actividades agradables puede disminuir el dolor al proporcionar distracción. Las imágenes mentales pueden ser especialmente útiles, el uso de la visualización de una escena agradable involucrar momentáneamente todos los sentidos posibles y nos abstrae del dolor.

Si quiere puede transportarse a la playa, vea el brillar de la luz en el agua, sienta el calor del sol en su piel, escuche las olas rompiendo y recuerde olores que le evoquen el mar.

Personalmente, recurro a un bosque muy espeso con árboles muy altos y frondosos. El camino que transcurre por él está muy, muy poco transitado pueden pasar algunas horas entre el paso de algunas personas que no suelen interrumpir a quién se encuentra meditando en paz. La luz solar llega hasta el suelo filtrada por la frondosidad de las copas de los árboles y dividida en una inmensidad de haces de luz. El "silencio" es maravilloso, no hay ruidos molestos de tráfico, gritos o conversaciones. Sólo el sonido de la brisa moviendo las hojas, el trinar suave de algunos pájaros y la suave melodía del agua que corre por un pequeño arroyo que pasa por allí. No hay nada que interfiera en mis pensamientos, ninguna interrupción me distrae de la placentera sensación de bienestar y paz. No hay música, no hay relojes apremiando, teléfonos acechando el "mejor" momento para interrumpir, ni ruido de tráfico o vehículos circulando siempre con prisas en cualquier dirección.
Este es mi recurso, si no puedo desplazarme a este sitio en persona, recurro a él mentalmente. Comienzo visualizando el conjunto en primer lugar para ir después concretando en la memoria cada pequeño detalle hasta sentirme inmerso en él y es una herramienta de distracción bastante efectiva.

Usted debe elegir su lugar, ese que le hace sentir feliz y en paz. Ese sitio especial también puede ser totalmente imaginario. Un lugar visto en fotografías, en un documental o totalmente inventado. No hay limitaciones en cuanto a la elección, es SU sitio especial y puede hacerlo a su medida.

Participar en las actividades que le dan placer también proporciona distracción del dolor. Por ejemplo, la lectura de un libro, ver una película, tener una buena conversación, tomar un baño, escuchar o tocar música y pasar tiempo en la naturaleza.

**Cambio de mentalidad.**

Los pensamientos pueden tener un efecto dramático en el estado de ánimo y a su vez en la percepción del dolor. Cuando los pensamientos son negativos, esto puede ser un círculo vicioso. Un aumento en los síntomas puede desencadenar pensamientos negativos como "Nunca voy a conseguir mejoría" o "No tengo esperanza."

Estos pensamientos crean ansiedad, tristeza, ira y un sentimiento de impotencia. Estas reacciones intensifican el dolor, añaden más estrés y pueden desencadenar una nueva ola de pensamientos negativos y más tensión muscular.

Este ciclo se puede revertir. Es posible aprender a reconocer y cambiar pensamientos habituales para que sean más positivos y realistas. Puede utilizar Terapia Cognitiva, de la que encontrará información en libros como El sentirse bien de David Burns o Aprende a ser optimista de Martin Seligman.

También puede consultar a terapeutas entrenados en terapia cognitiva.

Karim A Nesr

# Fatiga

La fatiga es uno de los síntomas destacados de la fibromialgia y un gran problema para la mayoría de las personas que la padecen. Se manifiesta como apatía, agotamiento físico, mental o ambos al mismo tiempo y una reducción de la tolerancia al ejercicio, la fatiga puede ser causada por los bajos niveles de actividad o aparecer sin razón aparente. La fatiga es a menudo mucho mayor y dura mucho más tiempo que lo haría en una persona sana es el malestar post-esfuerzo.

La fatiga tiene muchas causas, además de la fibromialgia, incluyendo:

Esfuerzo excesivo.

Ser demasiado activo.

Dolor.

Puede ser producto de la tensión muscular.

Dormir mal.

Sueño no reparador.

Inactividad.

Mal estado físico por un nivel de actividad reducido.

Estrés.

El estrés crea preocupación y tensión muscular.

Depresión.

Sensación de apatía.

La mala nutrición.

Falta de energía si no come bien.

Medicamentos. Los efectos secundarios de algunos fármacos incluyen fatiga.

Karim A Nesr

# Estrategias para la fatiga

Tal vez la clave más importante para el control de la fatiga y los otros síntomas principales de la fibromialgia sea ajustar su nivel de actividad para adaptarse a sus límites y no sobrepasarlos, aunque se encuentre mejor.

**El establecimiento de prioridades tiene grandes ventajas.**

Las pausas, los períodos de actividad cortos, el cambio entre tareas de alta y de baja intensidad y tener un horario para cada actividad. También es muy importante la adaptación mental. "Aceptar que la vida ha cambiado y aprender a vivir una vida diferente."

**Ejercicio.**

El ejercicio adaptado a sus posibilidades contrarresta la fatiga causada por un menor nivel de actividad.

**Control del estrés.**

El uso de la relajación y otras estrategias de manejo del estrés mejora la fatiga mediante la reducción de la preocupación y la tensión muscular. Controlar el estrés también ayuda a reducir el dolor, la "fibroniebla" y puede mejorar el sueño.

**Depresión.**

Uno de los síntomas de la depresión es la fatiga, por lo que el tratamiento de la depresión puede reducir la fatiga. Al igual que con el ritmo y el manejo del estrés, tratar las emociones puede mejorar varios síntomas.

**Mejorar la Nutrición.**

Las personas con fibromialgia a menudo tienen problemas para llevar una buena nutrición. La gravedad de los síntomas puede hacer que sea difícil comer bien. La obtención de ayuda, preparar y congelar comidas en los días que dispone de más energía y el uso de alimentos preparados pueden ayudarle.

Además, muchas personas con fibromialgia experimentan sensibilidad a ciertos alimentos o alergias alimentarias. No es nada raro desarrollar intolerancia, sensibilidad o alergia a alimentos que nunca nos habían causado malestar. La estrategia más eficaz para la sensibilidad a los alimentos es una dieta de eliminación, haga una lista con todos los alimentos de su dieta y luego se introducen uno por uno observando sus reacciones a los mismos para determinar cuales le benefician y cuales debe evitar.

**Compruebe si hay efectos secundarios de la medicación.**

Muchos medicamentos, incluyendo algunos antidepresivos y las drogas recetadas para el dolor crean fatiga como efecto secundario. Para combatir esta fuente de cansancio, pregunte a su médico acerca de la fatiga para revisar los medicamentos. Un cambio de la medicación o un cambio en la dosis pueden reducir la fatiga.

Considere junto con su médico el uso de medicamentos estimulantes.

Los medicamentos estimulantes tales como Nuvigil, Provigil, Adderall y Ritalin pueden ayudar a aquellos que tienen sueño durante el día además de estar cansados.

Karim A Nesr

## "Fibroniebla" o confusión mental

La mayoría de las personas con fibromialgia experimentan problemas cognitivos. A menudo se describen cómo "niebla cerebral" que ha derivado en el término "fibroniebla". Los problemas incluyen el ser olvidadizo, sensación de confusión, dificultad para concentrarse, problemas al recordar palabras y ocasionalmente la incapacidad para hablar claramente.

Los problemas cognitivos tienen una variedad de causas que incluyen:

-Esfuerzo excesivo.

-El ser demasiado activo respecto a sus posibilidades.

-Fatiga.

-Es difícil estar alerta cuando está cansado.

-Dormir mal.

-Algunas veces esta "niebla" o confusión mental se crea por no conseguir un sueño reparador.

-La sobreestimulación.

-El exceso de información sensorial o recibir información de múltiples fuentes.

-La multitarea o intentar hacer varias cosas a la vez.

-Estrés.

-Algunos medicamentos tienen cómo efectos secundarios la confusión y el aturdimiento.

Al igual que los otros síntomas que hemos visto, esta sensación de "niebla del cerebro" se aborda mejor mediante el uso de una combinación de estrategias y el desarrollo de nuevos hábitos. Sus esfuerzos para controlar la fatiga y la falta de sueño le ayudarán a controlar también la niebla y la confusión mental.

Puede utilizar las siguientes estrategias de estimulación para reducir los problemas cognitivos.

Tómese un descanso.

Las dificultades cognitivas pueden ser causados por un exceso de actividad, por lo que una respuesta si no está pensando con claridad es tomarse un descanso. Un breve descanso puede ser suficiente para poner fin o al menos reducir su sensación de confusión.

De esta manera, la "fibroniebla" le ayuda a reconocer cuando se está fuera de sus límites y la necesidad de reducir la velocidad.

Nota: la hiperactividad se aplica tanto a la actividad mental como física.

El uso de rutinas.

Puede reducir la confusión al vivir una vida predecible con rutinas establecidas: haciendo las mismas cosas todos los días de la misma manera y al mismo tiempo. Por ejemplo, ponga siempre las llaves en su bolso cuando llegue a casa. Si su confusión es más fuerte por la mañana, prepare su ropa la noche anterior...

Karim A Nesr

Escoja su mejor momento del día.

Haga las tareas que necesitan mayor concentración y claridad mental durante las horas que su mente esté más nítida. El mejor momento del día varía de una persona a otra. Experimente para encontrar el momento que más le convenga a usted.

Posponer, cambiar tareas o cancelar actividades.

Si usted no está pensando con claridad, posponga los trabajos que le están desafiando mentalmente, cambie a una tarea más simple o tome un descanso.

Simplifique.

Utilice las seis estrategias de simplificación que vienen a continuación para reducir los problemas cognitivos.

**1-Haga una cosa cada vez (evite la multitarea).**

Puede experimentar "fibroniebla" cuando intenta hacer más de una cosa a la vez, como leer mientras ve la televisión o hablar por teléfono mientras prepara la cena.
La solución: en lugar de múltiples tareas, haga una sola cosa a la vez.

Para permanecer en la tarea, enseñe a los miembros de la familia a esperar diciéndoles claramente "estoy preparando la cena, hablando por teléfono, leyendo... pero en cuanto termine te ayudaré o me dirás que necesitas".

**2-Evite el exceso de estimulación.**

Si es sensible al ruido, a la luz o la información sensorial procedente de más de una fuente al mismo tiempo limite la entrada sensorial. Por ejemplo, apague el televisor mientras se habla, utilice sombreros, gorras o gafas de sol que reduzcan la luz que reciben sus ojos y le causa molestias y tapones auditivos para los momentos en los que el ruido sea la molestia. Reducir todos los estímulos que le sean molestos mejorará su estado.

**3-Haga algo físico.**

La actividad física puede aumentar la energía y despejar su mente. Actividades que incluyan ejercicio, la risa, el canto y la respiración profunda.
Para algunas personas, la "fibroniebla" puede ser provocada

por la mala nutrición. Para ellos una buena alimentación contrarresta estos problemas.

**4-El estrés.**

El estrés puede desencadenar o agravar la niebla del cerebro. Usted puede reducirla evitando situaciones de estrés, debe aprender a relajarse cómo respuesta al estrés y entrenarse para reducir la producción de adrenalina.

**5-Controle su medicación.**

Los medicamentos son una causa importante de fibroniebla. Si usted nota que un medicamento aumenta esta situación hable con su médico acerca de cómo ajustar las dosis o cambiar a un medicamento diferente. También puede hablar con su médico sobre el uso de medicamentos para aumentar la atención y la concentración, pero teniendo en cuenta que el objetivo es reducir el uso de medicamentos a las dosis mínimas efectivas para usted. Puede planear incluso temporadas sin medicamentos o con los mínimos posibles. Su médico puede ayudarle en este sentido.

**6-Reformular sus pensamientos.**

La "fibroniebla" puede ser aterradora, causarle vergüenza y ansiedad, pero usted puede aprender a gestionarla con relajación y afrontarla con calma y tranquilidad confiando en usted mismo y en su capacidad tomándose unos segundos para relajarse y aumentar su atención.

## Tratamientos adicionales

La gestión de la fibromialgia no termina con el cambio de estilo de vida y los tratamientos sintomáticos. Hay además suplementos, plantas, ejercicios, terapias conductuales avanzadas y tratamientos teóricos para abordar la enfermedad de un modo multidisciplinar que abarque al máximo de síntomas posible.

Muchas personas sucumben a la gran cantidad de información sobre vitaminas, suplementos nutricionales, plantas y otros tratamientos. Este es un terreno complicado pues hay demasiada información y no toda es contrastada y veraz. Hay tratamientos naturales muy efectivos y convenientes y otros sin base científica ni resultados contrastables que es mejor evitar.

Los tratamientos descritos en esta sección han sido testados y probados suficientemente para poder afirmar que dan resultado, no en todos los casos por desgracia, pero si pueden ser útiles para algunas personas con fibromialgia.

## Suplementos

Los suplementos no sustituyen al tratamiento impuesto por su médico, pero pueden ser utilizados en conjunto para optimizar la salud y pueden producir una mejora en algunos de los síntomas. Como se describe en otra parte de este libro, el tratamiento más importante para la fibromialgia es la aceptación de la enfermedad y la adaptación a la misma mediante un cambio en el estilo de vida, que contempla múltiples estrategias incluyendo ajustes como el manejo del estrés y la adaptación a los requerimientos diarios de su energía disponible.

Es recomendable tener en cuenta unas normas antes de utilizar cualquier vitamina, suplemento o cambio nutricional: debe ser seguro, tiene que haber una base científica para su uso y que la mayoría de las personas que lo hayan utilizado hayan obtenido un resultado beneficioso. Aparte hay seis suplementos muy recomendables: B12, vitamina D, Lisina, NADH o carnitina, DHEA, y ribosa. Y un buen multivitamínico acompañado de magnesio y calcio le ayudarán mucho con su salud.

Existe alguna evidencia de que los radicales de oxidación se incrementan en las personas con fibromialgia, lo que en última instancia puede conducir a daño celular. Por esta razón, para algunas personas (en particular los que están muy enfermos) puede ser beneficioso complementarse con antioxidantes como el glutatión, vitamina C y vitamina E.

Es conveniente utilizar un sólo complemento cada vez para ver su eficacia y si es conveniente mantenerlo o retirarlo porque no presente beneficio alguno o se presente alguna intolerancia al mismo. También es conveniente suspender el uso de los complementos durante unas semanas al año para comprobar si aún siguen siendo eficaces y si no es así se pueden dejar.

Para las dosis es conveniente que además de la información de los prospectos consulte a su médico para que le ayude con la cantidad más adecuada para usted.

Karim A Nesr

# Terapias Avanzadas

## Encuentre sus límites

Encontrar y respetar los límites impuestos por la enfermedad le ofrece una manera de ganar un poco de control y puede conducir a una flexibilización de estos límites.

Defina sus límites.

A menudo pensamos en los límites, en general, como un todo de energía, pero de hecho la dotación total de esta se compone de muchos apartados específicos: hay distintos límites para las diferentes partes de su vida, desde caminar hasta mantener conversaciones telefónicas o la realización de un determinado trabajo.

Por eliminación, puede reducir a cero cada parte de su vida y actividad por actividad se puede hacer una idea detallada de sus límites. Puede utilizar estimaciones inicialmente y con el tiempo ir centrándose en una actividad cada vez y mantener un registro del tiempo invertido y los síntomas que experimenta.

Actividad física.

Tenemos límites para diversas actividades, tales como el cuidado personal (como bañarse y vestirse), las tareas del hogar, hacer compras, conducir, estar de pie y hacer ejercicio. Usted puede determinar su límite para cada actividad centrándose en una actividad cada vez. Evite a toda costa la multitarea (hacer varias cosas a la vez), es causa de estrés y por tanto un disparador de los síntomas.

Por ejemplo, si usted observa que su límite para estar de pie es de 10 minutos, trate de no sobrepasarlo, descanse y pregúntese cómo se siente. Sus límites variarán de una actividad a otra. Pronto tendrá una idea de que actividades y durante cuánto tiempo puede hacerlo sin empeorar su fibromialgia.

Actividad mental.

Las actividades que requieren concentración, como leer o trabajar con un ordenador también consumen su energía. Para encontrar sus límites mentales experimente hasta encontrar la cantidad de tiempo que puede pasar leyendo o trabajando con su ordenador en una sola sesión sin hacer que sus síntomas empeoren.
Después siga experimentando para encontrar cuánto tiempo de descanso necesita entre las sesiones y cuánto tiempo en total puede pasar durante un día en una actividad mental sin empeorar sus síntomas.

Actividad social.

Otra área que tener muy en cuenta es la actividad social, el tiempo que pasa interactuando con otras personas, ya sea en persona, por teléfono o por correo electrónico. Para encontrar los límites de esta área, tenga en cuenta los efectos de pasar diferentes períodos de tiempo con gente.
También pregúntese si su límite varía de una persona a otra. Por regla general hay personas que nos hacen más ameno el tiempo cuándo estamos con ellas mientras que otras personas nos cansan más, no es necesario que sean personas desagradables o que nos caigan mal ni que tengamos algún problema con ellas, simplemente no conectamos con ellas de un modo ameno y relajante. Ajuste el tiempo que dedica a cada persona en función de cómo se sienta después de pasar un rato con ellas.

Para las reuniones en persona también puede hacer ajustes. Reunirse en un lugar público o con un grupo grande puede intensificar los síntomas, pero de reunirse en privado o con un grupo pequeño puede ser más cómodo para usted.

## Sensibilidades físicas

Muchas personas con fibromialgia son sensibles o alérgicas a algunos alimentos o productos químicos, o a la información sensorial como el ruido y la luz o el clima.

Intolerancia o sensibilidad al gluten. Muchas personas que padecen fibromialgia se quejan de un aumento de sus síntomas sobre todo intestinales cuando consumen productos con gluten, pan, galletas, bizcochos, pasta … Las personas con fibromialgia se encuentran entre los grupos con más riesgo de padecer celiaquía, (intolerancia al gluten) una enfermedad crónica autoinmune que provoca lesiones sobre todo en el intestino pero que puede dañar cualquier órgano del cuerpo. Si no hay un diagnóstico de celiaquía con pruebas de laboratorio, existe una variante conocida como sensibilidad al gluten no celiaca. Lo más aconsejable para usted si no tiene un diagnóstico de celiaquía es probar por si misma su estado dejando de consumir por unos días productos con gluten y actuar después en consecuencia, si nota una mejora en su estado será señal de que debe evitar el gluten en su dieta.

Muchos pacientes sufren con la luz del sol cuando está alto o cuando están en lugares con una iluminación fuerte. Usted puede prever estas situaciones y evitar el malestar llevando consigo unas gafas con los cristales oscurecidos.

Sensibilidad al ruido. Esta es otra queja común, los ruidos, aunque al resto de personas no les parezcan molestos o sientan que hay unos niveles de ruido aceptables una persona con fibromialgia puede sentir como si le estuviesen "taladrando el cerebro". De hecho, es muy común que padezcan tinnitus o acúfenos, notan sonidos como pitidos agudos, graves, tintineos o crujidos en el oído que no vienen de ninguna fuente externa y pueden llegar a ser extremadamente molestos.

## Reducir el nivel de actividad, establecer prioridades

La estrategia principal para el ajuste de sus límites es reducir su nivel de actividad global estableciendo prioridades delegando, simplificando y eliminando. Para establecer sus prioridades, sea realista y pregúntese ¿qué es imprescindible hacer cuando no puedo hacerlo todo?

Primero haga una lista de las actividades que realiza en una semana normal, haciendo una estimación del tiempo que necesita para cada cosa. Después sume los tiempos y compárelos con los límites que se estableció en sus prioridades.

Si las tareas de su lista le llevan más tiempo del que sus límites le permiten (por ejemplo, le gustaría tener seis horas al día de actividad, pero su cuerpo sólo le permite cuatro), usted tendrá que reajustarse a sus posibilidades y no sobrepasar nunca sus límites para no forzar una nueva recaída.

Si hay actividades a las que no llega un día, déjelas, no se fuerce ni mucho menos se presione a intentarlo o se sienta culpable por no poder hacerlas.

Se puede buscar a alguien para hacer las tareas con las que usted no puede. Delegar por ejemplo en otros miembros de la familia para hacer las compras y las tareas del hogar o contratar un servicio de limpieza si se lo puede permitir.

Simplificar, se pueden hacer muchas cosas de una forma menos elaborada o completa. Por ejemplo, es posible limpiar la casa con menos frecuencia o cocinar comidas menos complicadas y, por último, usted puede decidir eliminar algunas actividades que le resulten muy pesadas y duras.

También puede establecer límites sobre cuánto tiempo está de pie o caminando, el tiempo o la distancia que conduce, el tiempo que pasa en el ordenador o el teléfono, el tiempo que pasa con amigos, introducir etapas de descanso en los viajes muy largos...

Usted puede encontrar sus límites experimentando y atendiendo a lo que su cuerpo le dice y luego imponerse el cumplimiento de sus límites mediante el uso del reloj.

Karim A Nesr

## **Haga periodos cortos de actividad**

También puede mejorar sus síntomas ajustando el modo en que usted está activo. Dos cortos períodos de trabajo con un descanso entre ellos pueden ser mucho más productivo y hacer que se sienta menos sintomático que intentar hacerlo todo de una sola vez.

Por ejemplo, usted puede dedicar diez minutos a la limpieza de la casa, descansar durante cinco minutos y luego hacer otros diez minutos de limpieza.

Otra estrategia para conseguir más cosas con menos síntomas es cambiar frecuentemente entre las actividades físicas, mentales y sociales. Por ejemplo, si usted se encuentra cansado o confundido después de trabajar en el ordenador durante un tiempo, pruebe a parar y llamar a un amigo, hacer algo físico como un pequeño paseo, aunque sea en casa, preparar la comida o cualquier otra actividad diferente.

Otra forma de utilizar el cambio entre tareas es dividir sus actividades en diferentes categorías de dificultad (leve, moderado y pesado) y cambiar con frecuencia entre diferentes tipos y horario haciendo sólo unas pocas de las más pesadas cada día.

Si surge algo inesperado, antes de estresarse piense en la urgencia de la nueva tarea y si es necesario cambie su programación eliminando algunas de las ya programadas.

Por ejemplo, si sus síntomas le permiten salir de casa tres veces a la semana y surge algo nuevo, busque una manera de posponer una de las salidas habituales con el fin de respetar su límite "tres salidas a la semana".

Tomar períodos de descanso diarios regulares y obligados es muy importante para su bienestar. Los descansos programados le dan una forma de controlar sus síntomas, ayudan a evitar brotes y dan mayor previsibilidad a su vida.

## Estrategias adicionales

Muchas personas con fibromialgia hacen uso con buenos resultados de algunas (o todas) de las siguientes estrategias adicionales que muestro a continuación:

**1-Preste atención a las horas del día.**

La mayoría de las personas con fibromialgia descubren que tienen ratos mejores y peores dentro del día. Para algunos, las mañanas son buenas, mientras que otros se animan más al mediodía o por la tarde. Usted puede hacer más cosas sin intensificar sus síntomas cambiando sus horarios, de modo que usted utilice sus mejores horas para las tareas más importantes o exigentes.

A través de las pruebas puede notar que en un momento determinado del día usted es capaz de leer durante el doble de tiempo y de recordar mejor lo leído, ese será un buen momento para dedicar a tareas que requieren concentración.

**2-Control de entradas sensoriales.**

Las personas con fibromialgia notan que su concentración se ve afectada por recibir demasiada información sensorial o por la entrada de múltiples fuentes al mismo tiempo. La solución es centrarse en una cosa y simplificar su entorno. Por ejemplo, apague la televisión durante la lectura o visite los restaurantes durante las horas en las que están menos llenos.

**3-Use herramientas de soporte.**

Si está cansada o con sensación de mareo por estar de pie, considere sentarse siempre que le sea posible, por ejemplo, para preparar las comidas y durante la ducha puede usar un taburete o una silla de plástico para ducharse más cómodamente. Si lo necesita utilice una silla motorizada para ir de compras, sillas de ruedas para distancias grandes y un bastón para mantener el equilibrio. Use un reloj para limitar la duración de las actividades como la limpieza de la casa, escribir correos electrónicos o el tiempo de las comidas.

Otras ideas:

Usar un podómetro (medidor de pasos) para limitar su actividad física y un monitor de frecuencia cardiaca para mantener su ritmo cardíaco dentro de los límites de seguridad le será de gran ayuda.

**4-Haga ajustes mentales.**

Debe adoptar nuevos hábitos, pero esto también requiere hacer ajustes mentales en la aceptación de que su vida ha cambiado. Este reconocimiento lleva a una relación diferente con el cuerpo, no trate de anular las señales de su cuerpo y preste atención cuando su cuerpo le dice que pare o vaya más despacio.
No se sienta culpable, es un nuevo reto en su vida y debe afrontarlo sin crearse más carga emocional.

**5-Busque placer en su vida.**

Vivir con una enfermedad crónica es sinónimo de malestar y frustración. Las actividades placenteras le ayudan a reducir la frustración y el estrés, le distraen de sus síntomas y le aportan experiencias que espera con interés. Buscar situaciones agradables harán que sea más fácil vivir dentro de sus límites.

**6-Planificación.**

Con el tiempo, se puede extender gradualmente el ritmo de su vida entera. Una herramienta útil para este fin es la planificación. Al vivir su vida de acuerdo con un plan y no en respuesta a los síntomas, se puede tener una vida más predecible, usted obtiene una mayor sensación de control sobre su enfermedad y puede ser capaz de ampliar su nivel de actividad.

Comience haciendo planes diarios y luego siga adelante con los planes semanales.

**7-Planes diarios.**

Un programa diario le da una manera de comprender y tener presentes sus capacidades y límites en una rutina diaria de actividades y descanso.

Cada mañana o incluso mejor la noche anterior, prepare la lista de posibles actividades para el día. Asegúrese de incluir los períodos de descanso como parte de su horario. A continuación, valore su lista, preguntando si va a ser capaz de hacer todo lo que está en ella sin intensificar sus síntomas.

Una manera de hacer la lista realista es mediante la aplicación de la regla del 50%, priorizar los elementos de la lista y a continuación, tratar de hacer sólo la mitad superior. Otro enfoque es mirar por encima de la lista e identificar las actividades que se pueden posponer, delegar o eliminar.

Al planear su día sus síntomas pueden estar bajo un mejor control y usted puede evitar la tentación de hacer más. Esta tentación es parte del ciclo de esfuerzo y recrudecimiento de los síntomas que usted está tratando de romper.

El objetivo es tener un nivel constante de actividad que se pueda sostener durante una semana o más, es una manera muy diferente de vivir que el ciclo de esfuerzo y crisis.

Personas que han conseguido manejar su enfermedad cuentan que utilizan un horario diario para todas sus actividades con periodos prefijados de actividad y descanso basados en sus propias necesidades, ellos han conseguido un aumento de su nivel de actividad de hasta un 50% durante un periodo de dos años y que ahora necesitan menos descansos y padecen menos crisis.

**Ejemplo de horario diario.**

- 8 horas: Despertar, levantarse y ducharse.
- 9 hs: Desayunar.
- 10 hs: Tarea.

- 11 hs: Descanso o actividad suave.
- 12 hs: Tarea. Puede ser preparar la comida.
- 13 hs: Almuerzo.
- 14 hs: Tarea o actividad.
- 15 hs: Descanso.
- 16 hs: Paseo.
- 17 hs: Trabajo con ordenador.
- 18 hs: Tarea.
- 19 hs: Televisión o Email.
- 20 hs: Lectura.
- 21 hs: Prepárese para la cama.
- 22 hs: Hora de acostarse.

Esto es sólo un ejemplo, usted debe ajustarlo a su modo de vida y sobre todo a sus necesidades teniendo en cuenta su situación y limitaciones evitando siempre excederse para no padecer una recaída.

Planes semanales.

Cuando usted se sienta cómodo planificando un día, puede empezar a planificar a más largo plazo.

Rutina, recordatorios, reglas.

Mientras que el ritmo programado de estas rutinas le puede parecer intimidante al principio, puede convertirse para usted en una forma natural de organización con el tiempo.

Horario diario.

Tener un horario regular diario o periódico, elimina una gran cantidad de toma de decisiones. En lugar de tener que decidir en el momento que hacer, ya está decidido y organizado de modo que evitamos estrés.

Recordatorios y dispositivos.

También puede utilizar recordatorios, como notas pegadas en lugares destacados. O avisos en la agenda de su teléfono móvil. Alternativamente, puede utilizar dispositivos como un temporizador o un reloj para limitar el tiempo dedicado a una actividad. Y usted puede usar un podómetro o monitor cardiaco para ayudarle a mantenerse dentro de sus límites.

Karim A Nesr

## Reglas personales

Otra forma de cambiar el comportamiento es crearse y utilizar un conjunto de reglas personales en las que estén previstas las respuestas a diversas situaciones. Vivir de acuerdo con un conjunto de normas reduce el poder de la urgencia que abruma y produce estrés. Las reglas son una guía y una nueva forma de hacer las cosas para el día a día. Con el tiempo este nuevo comportamiento se convierte en un hábito.

Las reglas pueden tener varias formas. En primer lugar, es posible indicar algunas reglas fundamentales para controlar sus síntomas. Por ejemplo, una persona con fibromialgia grave podría tener tres reglas: no hacer más de tres salidas fuera de casa cada semana, no conducir a más de 10 o12 kilómetros de su casa, no mantener conversaciones telefónicas de más de 10 o 15 minutos. Si sufre olvidos y falta de concentración por la fibroniebla usted puede tener estas reglas a la vista en un lugar visible, una hoja con ellas escritas en la nevera o el espejo del baño por ejemplo le puede ser de gran ayuda para tenerlas siempre presentes.

En segundo lugar, puede crear un conjunto de normas que tengan en cuenta diferentes circunstancias. Por ejemplo, establecer reglas para cuánto tiempo está frente al ordenador, leyendo, manteniendo conversaciones telefónicas, haciendo ejercicio, el tiempo que pasa fuera de casa, que tiempo conduce o está con familiares y amigos. Es muy importante que establezca unos horarios para ir a la cama, hora de acostarse y levantarse, sus tiempos de descanso..., etcétera.

Si usted desarrolla normas específicas, puede simplificar su gestión de la enfermedad con hacerse dos preguntas: ¿En qué situación estoy en este momento?, ¿cuál es la regla para esta situación?

Por ejemplo:

Si he estado en el ordenador durante 15 o 20 minutos, es el momento de tomar un descanso de 10 minutos.

Si son las 11 de la mañana, entonces es el momento para mi descanso.

Si son las 9 de la noche, entonces es el momento de empezar a prepararse para ir la cama.

En tercer lugar, puede escribir sus estrategias para manejar sus síntomas y llevarlas en el bolsillo en una tarjeta o pegarlas en la nevera o en un sitio visible para usted.

Para gestionar la fatiga es muy importante tomar descansos diarios, dormir lo suficiente, limitar el número de veces que sale de casa cada semana, haga las tareas en pequeños trozos y limite el tiempo que pasa de pie. Para controlar el dolor, las estrategias comunes incluyen medicamentos para el dolor, ejercicio, dormir lo suficiente, descansos diarios, masajes y calor o frío.

## Planificación y programación

Cualquier cosa, incluso sus vacaciones ordinarias, una fiesta, una boda, una mudanza o remodelación de su casa, tener invitados a cenar o alojados unos días, incluso salir a cenar crea un desafío si usted tiene fibromialgia.

Los hechos extraordinarios reducen su energía, lo que aumenta el peligro de la intensificación de los síntomas. Al mismo tiempo, puede que usted desee ser más activo de lo normal o se sienta presionado por otros para ser más activo.

Usted puede equilibrar su deseo de disfrutar de un evento especial con el deseo de evitar una recaída utilizando las tres estrategias descritas a continuación.

**1-Tome un descanso extra: Antes, durante y después.**

Almacene energía tomando un descanso extra antes del evento, limite los síntomas tomando un descanso extra durante el evento y descanse lo que necesite después. La cantidad de descanso extra puede variar de una persona a otra persona y de un evento a otro.

**2-Planee con detalle.**

Otra estrategia es planificar con gran detalle. Si va a viajar, esto puede incluir la planificación de sus actividades para cada día del viaje, incluyendo las pausas de descanso y actividades alternas que puede hacer si su nivel de energía no es el que espera y las actividades que los demás pueden hacer sin usted.

Dependiendo de la severidad de su enfermedad también puede hacerse con una silla de ruedas o un carrito motorizado. Si usted va a un evento familiar, averigüe el horario antes y decida la cantidad de actividad que tendrá y sus descansos.

Su nivel de actividad y sus normas tendrán que ajustarse para adaptarse a su nivel de energía. Por ejemplo, encargarse de la cocina para una celebración le supondrá mucho desgaste y una posible recaída, para evitarlo pida a cada invitado o familiar que aporte o cocine un plato. Este también es un buen método para implicar y hacer entender a los demás su enfermedad.

Si usted quiere ir a un evento, puede limitar la estancia a dos o tres horas en lugar de estar todo el día o tomar descansos periódicos si en el lugar del evento puede disponer de un sitio o habitación en donde descansar sin ser interrumpido. Viajar puede ser una buena opción si el viaje no supone caminatas o esfuerzos y lo toma de un modo relajado.

**3-Exponga sus planes y limitaciones a los demás.**

Después de decidir sobre su nivel de participación, exponga sus planes a las otras personas involucradas para que sepan qué pueden esperar de usted. Usted también debe avisarles de la posibilidad de que tenga que cancelar o reducir su nivel de participación en algunos eventos.

Si usted expone sus límites y la imprevisibilidad de sus síntomas antes, reducirá las posibilidades de sorpresa o decepción y creará un clima de flexibilidad.

Karim A Nesr

# Cómo limitar las recaídas

**Limitar la gravedad.**

Hay muchas cosas que usted puede hacer para limitar las recaídas. Algunas son las acciones para tomar; otros son ajustes mentales para que la situación sea más comprensible o le traigan calma.

**Descanso, descanso, descanso.**

Pero no en la cama. Fuera de las horas destinadas al sueño, usted debe levantarse y caminar, cambiar de sitio y hacer ejercicios de estiramiento y relajación, cuando necesite un descanso, utilice una tumbona o el sofá, si puede acudir a algún parque o espacio abierto cercano a su casa donde pueda sentarse y disfrutar del aire libre y el sol mientras descansa le será muy beneficioso.

Los largos períodos de descanso pueden crear frustración, que puede conducir a desear tener un nivel de actividad normal antes de que su cuerpo esté listo, lo que le llevará a otra recaída. Para evitar esto el regreso a su actividad normal debe ser gradual.

Para muchas personas esto significa tomar más descanso de lo habitual durante los dos o tres días después que una recaída parezca haber terminado.

**Posponer, delegar o eliminar tareas.**

La reducción de la actividad posponiendo tareas, pedir ayuda o decidir no hacer algo puede ayudar a acelerar el final de una recaída.

**Sea positiva/o.**

Debido a que las recaídas son profundamente desalentadoras, le puede ayudar decirse palabras de consuelo a usted misma, como "este brote va a terminar, al igual que todos los demás." Tranquilícese, relájese, disminuir la tensión mejora la recuperación.

**Mantenga el contacto.**

Mantenga el contacto con personas de su confianza y/o familiares por teléfono o correo electrónico le será útil al recibir apoyo, sugerencias o sólo charla intrascendental que le distraiga de su brote y sentirá conexión con los demás. No se aísle, esto es muy perjudicial pues el aislamiento hará que se concentre solo en su dolor y malestar de modo que el brote tendrá mayor duración.

**Tenga todo preparado.**

Tenga las cosas a mano y en su sitio, esto le puede ayudar a reducir la ansiedad en una recaída y que esta sea más fácil de capear. También puede tener comida en gran cantidad en casa y alimentos que sean fáciles de preparar por su familia para evitar la obligación de salir a comprar o preparar la comida durante una recaída.

Aprenda a identificar y responder a los signos de advertencia
Usted es capaz de reducir la duración de un revés o incluso puede prevenirlo, entrenándose para detectar las señales de alerta de recaída y tomando una acción rápida.
Las señales de advertencia de que una recaída es inminente pueden incluir sentirse especialmente débil, cansado o confundido o tener más dolor del habitual. Sus respuestas pueden incluir acostarse, reducir su nivel de actividad, limitar estímulos sensoriales (luz fuerte, ruidos...), limitar reuniones etc.

**Factores que prolongan o perpetúan recaídas.**

Si una recaída se prolonga más de lo habitual, busque los factores que lo provocan y actúe haciéndoles frente.

El sueño a menudo se resiente durante una recaída, por lo que hay que tratar de asegurarse un buen sueño. De ocho a nueve horas de sueño cada noche es lo recomendado generalmente, pero puede que sea necesario dormir más tiempo durante las recaídas.

La ansiedad y la depresión a menudo estallan durante una recaída. Si no se tratan pueden perpetuar la recaída al interferir con el sueño, la motivación, la tolerancia al dolor y la energía. El diálogo interno positivo es muy eficaz, pero si no fuese suficiente consulte con su médico para aumentar la dosis de antidepresivos temporalmente.

Las recaídas pueden ser causadas por sobreesfuerzos o por otros problemas médicos. Infecciones como bronquitis recurrente o cistitis pueden perpetuar las recaídas. Incluso no deje de pedir a su médico análisis y estudios pues hay otras enfermedades que pueden presentar síntomas muy similares a la fibromialgia, por ejemplo, la enfermedad de Lyme que tiene un tratamiento diferente y tiene cura con antibióticos. Para detectarla son necesarios análisis de sangre específicos y a ser posible confirmar el resultado negativo o positivo en varios laboratorios pues los resultados pueden variar de un laboratorio a otro.

Un buen examen médico y algunos estudios de laboratorio pueden identificar infecciones, así como problemas médicos, tales como alteraciones tiroideas y hipoadrenalismo.

Alergias, ya sea estacional (fiebre del heno) o situacional (una nueva mascota en casa), pueden ser un factor agravante, y los cambios hormonales como la menopausia tienen efectos sobre el sueño, molestias en las articulaciones, y desequilibrios neuroendocrinos.

Por último, algunos medicamentos pueden contribuir a tener recaídas. No tomar los medicamentos prescritos puede empeorar sus síntomas. Además, las interacciones entre medicamentos pueden crearle problemas. Revise con su médico cada medicamento y sus interacciones con los demás y elimine todo lo que no sea esencial. No tome nada "porque si", porque a "alguien le ha ido bien" o porque "lo ha dicho el médico", hable con el médico claramente y que le explique los beneficios/perjuicios de cada medicina, hágale partícipe de su estado y necesidad de encontrar mejoría con su ayuda.

## Detecte los disparadores

Algunas recaídas pueden ser debido a los altibajos de su enfermedad, pero otros reveses son provocados por otros factores. Usted puede ganar control sobre las recaídas mediante la identificación de esas cosas que las causan. Puede hacerlo mediante el mantenimiento de registros, tomando notas o llevando un diario y mediante la revisión de los eventos que le llevan a sus recaídas.

Los desencadenantes más comunes son:

### 1-Hiperactividad.

Vivir fuera de sus límites es la causa más común de los síntomas intensificados. El antídoto: el ritmo. Mantener una rutina diaria en la que esté constantemente dentro de sus límites reduce la frecuencia y gravedad de las recaídas.

### 2-Dormir mal.

El sueño no reparador es el segundo disparador de las recaídas, puede intensificar los síntomas y precipitar un ciclo vicioso en el que los síntomas y la falta de sueño se refuerzan mutuamente. La solución es mejorar los hábitos de sueño, utilizar algún medicamento y el tratamiento de los trastornos del sueño.

### 3-Estrés.

La fibromialgia hace que la gente sea extremadamente sensible al estrés, por lo que minimizar el estrés puede prevenir recaídas. Los factores estresantes pueden incluir eventos, carga emocional, problemas financieros, una revisión de su incapacidad o un traslado; otra enfermedad física o situaciones a largo plazo como los conflictos familiares.

**4-Viajes y otros eventos especiales.**

Eventos especiales, como unas vacaciones, visitas familiares, pueden desencadenar una recaída. La solución: la reducción del nivel de actividad y planificar por adelantado.

**5-Sobrecarga sensorial.**

Si usted es sensible a la luz, el ruido o las multitudes, puede experimentar que los síntomas se intensificaron en estas situaciones de sobrecarga sensorial. Una solución común es evitarlas. Por ejemplo, reúnase con una o pocas personas en lugar de con un grupo grande. Visite las tiendas y restaurantes cuando estén poco ocupados. Use gafas de sol y tapones para los oídos en lugares con mucha luz o ruidosos.

**6-Otras Enfermedades.**

Vivir con una enfermedad aguda como un resfriado o una gripe o tener varias enfermedades crónicas puede reducir la energía y empeorar los síntomas de la fibromialgia. Mediante el tratamiento de otras condiciones y reconociendo lo que intensifica los síntomas, puede reducir los brotes de fibromialgia.

**7-Relaciones estresantes.**

Las interacciones con personas que son negativas, que le presionan o fuerzan a más actividad pueden ser una fuente de estrés. Las respuestas incluyen hablar con la persona para redefinir la relación, limitar el contacto, obtener ayuda profesional y si es necesario, poner fin a la relación.

## Prevención de las recaídas

El último paso en el control de las recaídas es preventivo como el uso de los hábitos de estilo de vida para evitar recaídas. Usted puede reducir y quizás incluso eliminar recaídas utilizando las estrategias descritas a continuación:

### 1-Siga su propio ritmo.

El ritmo es una estrategia poderosa para traer estabilidad a su vida y prevenir contratiempos. Ajuste su actividad a los límites impuestos por la enfermedad. A menudo implica hacer actividades durante cortos periodos, cambiando entre diferentes actividades, de acuerdo con un horario, y el uso de normas individualizadas.

### 2-Tome los medicamentos fielmente y considere tomar suplementos.

Siga los horarios impuestos por su médico para la toma de sus medicamentos y estudie con él o propóngale diferentes suplementos vitamínicos o de minerales como el magnesio que le pueden beneficiar para que el estime lo más conveniente a su estado.

### 3-Lleve registros.

Tener un registro de su salud puede reducir las recaídas de tres maneras. En primer lugar, los registros le ayudan a definir sus límites.

En segundo lugar, los registros pueden ayudarle a hacerse responsable. Al ver la evidencia de conexión entre la hiperactividad y el aumento de los síntomas le deja claro el hecho de que el nivel de actividad afecta a los síntomas. Los registros pueden ayudarle a determinar con criterios objetivos sus límites. Por ejemplo, si usa un podómetro y ve que un número seguro de pasos es de 2.500 al día, sabe que es hora de parar si llega a ese número al mediodía.

En tercer lugar, los registros le pueden servir como una fuente de motivación. Al ver cómo vivir dentro de su dotación de energía reduce los síntomas, refuerza sus éxitos y le proporciona una motivación hacia la mejoría.

### 4-Obedezca a las señales de su cuerpo.

Hay una fuerte tentación a responder al inicio de una crisis con un poco más de esfuerzo. Aprenda a escuchar las señales de su cuerpo, es un poderoso preventivo.

### 5-Sea asertivo.

Crea firmemente que proteger su salud es su derecho y convénzase de que puede con la enfermedad manteniéndose dentro de sus límites.

### 6-Controle el estrés y busque el placer.

El estrés constante es uno de los aspectos más desafiantes en la fibromialgia. Usted puede controlar el estrés mediante el uso de una práctica de reducción del estrés diario y otras estrategias de manejo del estrés, yoga, tai-chi, meditación.... Además, tener actividades placenteras en su vida reduce su frustración, por lo que es más fácil vivir dentro de sus límites.

Karim A Nesr

# Reducción del estrés

Usted puede reducir los efectos de las situaciones de estrés, cambiando la forma de responder a ellos. Esto es a menudo un proceso gradual, en el que un conjunto de respuestas habituales es sustituido por otras nuevas.

**Aquí hay 15 maneras de reducir el estrés.**

**1-Relajación.**

Físicamente las actividades relajantes contrarrestan los efectos físicos y los aspectos emocionales del estrés. A través de la relajación, puede reducir la tensión muscular y la ansiedad. (La relajación también es muy útil para controlar el dolor.)

Las actividades de relajación deben incluir periodos programados de descanso, por ejemplo: la oración y la meditación, la respiración profunda, el yoga, dibujar, tomar un baño y jugar con una mascota. Muchas personas con fibromialgia utilizan alguna práctica cotidiana de reducción del estrés.

**3-Ajuste mental.**

Sus pensamientos pueden ser una fuente de estrés. Por ejemplo, puede tener expectativas anticuadas. Usted puede pensar que como una "buena madre" o "buena esposa", debe mantener la casa como lo hizo antes de enfermar. Ajustar las normas para adaptarse a sus nuevos límites reduce el estrés y ayuda a evitar la exageración.

Otra forma en que los pensamientos pueden aumentar el estrés es a través del "diálogo interno", el diálogo interno que tenemos con nosotros mismos, sobre todo acerca de los eventos negativos. Por ejemplo, usted podría responder a una recaída diciendo "soy estúpido, me he excedido de nuevo." Usted puede aprender a reconocer y cambiar los pensamientos negativos habituales para ser más realista y positiva.

La sustitución pensamientos excesivamente pesimistas reduce la ansiedad, la tristeza y los sentimientos de impotencia.

### 3-Ejercicio y movimiento.

El ejercicio es un reductor de estrés natural, ya que hace que el cuerpo produzca endorfinas y otras sustancias químicas calmantes del cuerpo. Un efecto similar se puede obtener a través de otras formas de movimiento, como el yoga y el Tai Chi. Si usted está preocupada, simplemente levantarse y moverse puede ayudarle a relajarse.

### 4-Relaciones de apoyo.

Las buenas relaciones son un amortiguador contra el estrés. Al sentirse conectada a personas que le entienden y respetan se reduce la ansiedad y contrarresta la depresión. También hablar con otra persona puede ayudarle a aclarar su situación.

Puede recibir este apoyo de una variedad de fuentes, miembros de la familia, amigos, otras personas con fibromialgia y los terapeutas. El apoyo también incluye ayuda práctica, como la ayuda con las compras, cocinar, limpiar la casa o simplemente pasear.

### 5-Actividades placenteras.

Realizar actividades agradables le ayudarán a disminuir la frustración y le distraerán de sus síntomas. Los ejemplos incluyen la lectura, el ejercicio, ver televisión, escribir un diario, escuchar música, jugar, hacer manualidades, buscar un pasatiempo y hablar con una persona de apoyo.

### 6-Diario.

La escritura puede ser muy útil como un reductor de la tensión. Puede que le resulte relajante escribir lo que le molesta como una forma de disminuir la frustración y la preocupación. Otro uso de un diario es ayudarle a cambiar la perspectiva de su vida. Es muy útil llevar un diario en el que se tengan en cuenta los acontecimientos positivos cada día. Con el tiempo, se encontrará con que su actitud mental hacia su enfermedad y su vida cambiará en una dirección positiva.

**7-Hablar y sentirse escuchada.**

Hablar con alguien de confianza proporciona la tranquilidad y la conexión para disipar la preocupación. Los estudios han demostrado que hablar con otra persona cambia lo que está sucediendo en el cerebro a nivel físico.

**8-La risa y el humor.**

Este es otro buen reductor de estrés. Ver una película divertida, leer un libro humorístico, mirar sus dibujos animados favoritos o reír con los amigos puede ser una gran liberación.

Como ejercicio, la risa promueve la producción de endorfinas, sustancias químicas del cerebro que producen buenos sentimientos y reducen el dolor. La investigación sugiere que puede fortalecer el sistema inmunológico, contrarrestar la depresión e incluso proporcionar un sustituto para el ejercicio aeróbico.

**9-Soledad.**

Para algunas personas, tener tiempo a solas puede ser útil. Sentirse en calma haciendo actividades agradables sin interferencias exteriores puede ser muy relajante en esos momentos en que estar con otras personas provoca ansiedad y estrés.

**10-Asertividad (autocontrol).**

Aprenda a hablar consigo misma/o, a establecer límites y decir "No", a protegerse y evitar hacer cosas que intensifiquen los síntomas. A tener una "voz", a reducir el estrés que resulta de no expresar las cosas y quedárselas dentro.

## 11-Evite el estrés.

Evitar estrés es una forma de prevenir, utilizando la auto observación para identificar las situaciones de estrés puede tomar medidas para evitarlos.

Limitar la exposición a sustancias químicas, las situaciones estresantes y los medios de comunicación.

Muchas personas con fibromialgia son alérgicas o sensibles a algunos alimentos y/o productos químicos. Otros factores de estrés incluyen situaciones que producen sobrecarga sensorial y los medios de comunicación.

Usted puede reducir sus síntomas evitando los alimentos y otras sustancias a las que usted es o puede ser alérgico. Además, si usted es particularmente sensible a la luz, el ruido o las multitudes, o experimenta sobrecarga sensorial de otras maneras, evitar esas situaciones puede ayudar a controlar los síntomas. Por ejemplo, trate de ir de compras o salir a comer en las horas que hay menos gente. Use gafas de sol y tapones para los oídos para reducir la entrada sensorial.

Muchas personas con fibromialgia son selectivas acerca de su exposición a la televisión y el cine, evitando el material que es emocionalmente excitante o tiene cambios de escena rápidos.

## 12-Límites de exposición a algunas personas.

Algunas personas con fibromialgia tienen interacciones con personas que son ansiosas, negativas o exigentes que son la causa de activación de estrés. Las posibles respuestas incluyen hablar con la persona, lo que limitará el contacto, obtener ayuda profesional y si es necesario para su salud poner fin a la relación.

## 13-Estimulación.

Estrategias de estimulación para disminuir el estrés. Reducir el nivel de actividad, la actividad de planificación basada en prioridades, hacer actividades durante cortos periodos, la programación de las tareas importantes para su mejor momento del día, tomar descansos regulares y tener un tiempo para la meditación o la oración le ayudarán a controlar el estrés.

**14-Orden.**

Un entorno físico desordenado puede ser una fuente de estrés. La creación de un ambiente ordenado evitando el desorden es una manera de evitar el estrés.

**15-Rutina.**

Otra manera de reducir el estrés es a través de la rutina como hacer las cosas de manera ordenada (estableciendo prioridades) y vivir su vida de acuerdo con un horario reduce el estrés mediante la reducción de la toma de decisiones.

Se necesita más energía para responder a una nueva situación que para algo familiar, por lo que mediante la reducción de las sorpresas y los imprevistos en su vida le ayudará a reducir el estrés.

## La depresión

La depresión es común en las personas con fibromialgia.

La depresión puede ser situacional, una reacción a los límites, por interrupción, por las pérdidas y la incertidumbre traídos por enfermedad a largo plazo. Estrategias de autocuidado son generalmente útiles en este tipo de depresión.

Y puede ser bioquímica, creada por los cambios en el funcionamiento del cerebro. Estrategias de autocuidado pueden ser útiles para este tipo de depresión, pero el tratamiento normalmente incluye medicación. Sólo su médico debe considerar la prescripción de antidepresivos.

Todo el mundo tiene momentos en los que se sienten infelices o tristes. Al reconocer que estos sentimientos van a aparecer de vez en cuando, usted puede planear cómo responder.

**Nota especial:**

Si usted está seriamente deprimido, con ideas suicidas o ha estado deprimida/o durante algún tiempo, busque ayuda ahora. Llame a un centro de prevención de suicidio, consulte con su médico, un psicólogo o llame a un amigo o familiar. Piense en todas las cosas buenas que tiene su vida y sepa que su estado va a mejorar gracias a su esfuerzo.

Si su situación no es urgente, pero la depresión reduce su capacidad para realizar sus actividades diarias normales, se debe considerar la ayuda profesional: apoyo profesional, medicamentos o ambos. Un terapeuta puede proporcionarle una visión exterior de su situación, le ayudará a aceptar su enfermedad y le apoyará en sus esfuerzos por mejorar.

Karim A Nesr

**Establezca buenos hábitos diarios.**

Mantener una rutina diaria, independientemente de cómo se sienta puede ayudar a contrarrestar la depresión. Obligarse para hacer las cosas incluso si usted no quiere contrarresta la inercia de la depresión.

**Ejercicio.**

El ejercicio es un antidepresivo natural. Para saber cómo hacerlo con seguridad si usted tiene fibromialgia, su médico puede facilitarle tablas con los ejercicios adecuados.

**Resolución de problemas.**

La adopción de medidas para resolver un problema reemplaza la impotencia por un sentido de logro.

**Cambie su forma de pensar.**

Si usted tiene tendencia a pensar en lo peor que podría suceder, puede reciclarse a sí misma planteándose la situación con dulzura y realismo cuando está preocupada o deprimida. Cambie su clima mental, piense en lo que está haciendo bien y felicítese por sus logros.

Este enfoque se denomina Terapia Cognitiva. Usted puede aprender cómo usarlo con terapeutas o por su cuenta en libros como Optimismo adquirido de Martin Seligman o Sentirse bien de David Burns.

**Haga algo agradable.**

Las actividades placenteras le ofrecen una distracción de los síntomas y le ayudan a crear un buen estado de ánimo. La clave es encontrar cosas que atraigan su atención.

Estas actividades pueden ser leer, escuchar música, sentarse al sol, salir a caminar, hacer manualidades, resolver puzles, ver una película y pasar tiempo con amigos.

### Manténgase conectada/o.

El contacto humano de apoyo es muy relajante. Pasar tiempo con gente positiva contrarresta el aislamiento y la preocupación por los problemas. El contacto puede ser tan simple como una llamada telefónica o un intercambio de correos electrónicos.

### Considere los fármacos.

Si la depresión es de origen bioquímico, puede serle de ayuda un medicamento antidepresivo. Tenga en cuenta que los tranquilizantes y analgésicos narcóticos intensifican la depresión, por lo que, si usted está deprimido, puede ser debido en parte a un efecto secundario de la medicación. Consulte siempre con su médico antes de utilizar este tipo de medicación. Un mal uso puede ser muy peligroso.

### Ayudar a los demás.

Involúcrese con algo más grande que usted mismo para contrarrestar el aislamiento y la preocupación que a menudo acompañan a la enfermedad y para reconstruir la autoestima.

Ayudar a los demás puede implicar un compromiso regular, como hacer un trabajo voluntario, participar en alguna asociación, ayudar a algún vecino/a con sus recados o trabajos sencillos para algún amigo, llevarle su correspondencia a la oficina de correos o pequeños recados.

### Controle el estrés.

Controlar el estrés puede ayudarle a manejar sus emociones, porque el estrés tiende a hacer que las emociones sean más intensas. Vivir dentro de su "limite" de energía y la gestión de las tensiones en su vida hará que las emociones sean más manejables.

Karim A Nesr

**La ansiedad y la preocupación.**

Dadas las incertidumbres provocadas por la fibromialgia, la ansiedad y la preocupación son reacciones comunes en las personas que padecen esta enfermedad.

Estrategias de autocuidado suelen ser útiles, pero también se podrían considerar ayuda profesional y medicamentos si es necesario. Un consejero o terapeuta puede hacer las preocupaciones más manejables. Además, tanto la ansiedad como la

depresión pueden tener una base física en la bioquímica del cerebro. Si es así, los medicamentos le pueden ayudar.

**Utilice relajación y otras herramientas antiestrés.**

La relajación y otras técnicas de reducción de estrés le ayudarán a aprender a reducir la intensidad de sus reacciones emocionales y al hacerlo, reduce el efecto de eco en el que las emociones y los síntomas se amplifican mutuamente. Una práctica regular de estas técnicas le ayudará a no acumular estrés y evitar desbordamientos por el mismo.

**Utilice la resolución de problemas.**

Tomar medidas para resolver un problema contrarresta la impotencia y preocupación, reemplazándolos con un sentido de control y poder.

**Cambie su pensamiento.**

Si usted tiene una tendencia a pensar en lo peor que podría suceder puede tomar medidas para cambiar el proceso en el que sus pensamientos aumentan su ansiedad.

Un antídoto es volver a entrenarse hablándose con dulzura cuando esté preocupado, diciendo cosas como: "He estado así antes y sobreviví" o "esto realmente no es tan malo como parece". Además, puede hacer "controles de la realidad" con las pruebas de sus temores contra los hechos y pidiendo reflexiones de los demás. Usted puede aprender a reconocer y cambiar los pensamientos negativos habituales para ser más realista y positiva.

**No se preocupe en soledad.**

El hecho de compartir una preocupación casi siempre reduce su tamaño y peso emocional. Hablarlo con alguien puede ayudarle a encontrar soluciones y casi siempre hace que la preocupación se sienta menos amenazante.

Poner una preocupación en palabras la traduce desde el reino de la imaginación a algo concreto y manejable. Busque a personas que le puedan ofrecer apoyo y seguridad.

Karim A Nesr

## La frustración y la Ira

La frustración y la ira son reacciones comprensibles a las enfermedades crónicas. Estar enfermo es frustrante, ya que crea incertidumbre y pérdida de control.

Las frustraciones por la enfermedad varían al no ser capaz de planificar las actividades diarias, ver la pérdida del futuro que había soñado. Además, la irritabilidad parece ser un síntoma de la fibromialgia.

La autogestión puede hacer la frustración manejable. Las estrategias descritas en otras secciones, como la gestión de la estimulación y el estrés, le ayudarán a reducir las fuentes de frustración.

Por ejemplo, mediante el uso de estimulación se puede estabilizar su vida, la reducción de las oscilaciones entre la subida de los síntomas y los períodos de remisión y reducir la aparición de irritabilidad.

Las prácticas de reducción del estrés pueden ayudarle a relajarse y reducir su susceptibilidad a la frustración. En ambos casos, las técnicas utilizadas para otro propósito pueden ayudarle reducir la frustración también.

La frustración puede ser destructiva si se expresa de una manera que ahuyente a la gente que quiere ayudarle o aquellos de los que dependen. Una forma de responder de manera positiva es crear una situación centrada en la búsqueda de soluciones a lo que le está molestando.

Si usted está frustrado por una relación, tenga una conversación para hablar de sus problemas. Escoja un tiempo para hablar en el que usted y la otra persona puedan estar tranquilos y sin distracciones. Antes de la conversación pregúntese lo que la otra persona podría hacer para mejorar la situación y que está dispuesta a ofrecer usted.

Luego, cuando se reúna, explique lo que es frustrante. Usted puede ser capaz de calmar la ira de la otra persona diciendo que se da cuenta de que su enfermedad es frustrante para todos los involucrados.

Aquí hay otras seis estrategias para hacer frente a las frustraciones creadas por estar enfermo. Se centran en el objetivo de encontrar formas no perjudiciales para reconocer y expresar la ira.

**1-Obtener soporte.**

Expresar la ira hablando con alguien que no es el objetivo de su frustración puede liberar ese sentimiento. Unirse a un grupo de apoyo en el que pueda expresar sus sentimientos le será de mucha ayuda.

**2-Escribir.**

Poner sus experiencias por escrito puede ser útil. Las personas tienen menos problemas de salud si escriben sobre acontecimientos traumáticos en una forma que combine la descripción de los hechos y las reacciones emocionales.

Dar forma verbal a las experiencias emocionalmente fuertes trae comprensión. Una técnica es escribir una carta a la persona con la que está enfadada y a continuación hablar con la persona.

**3-Ver las cosas desde una nueva perspectiva.**

La cantidad de ira experimentada puede estar relacionada con sus pensamientos y la forma de ver su situación. Imaginemos, por ejemplo, que usted está esperando en un restaurante a un amigo que lleva media hora de retraso. Se sentirá irritado.
Cuando el amigo llega le informa que se retrasó porque estaba en un accidente. De repente, su emoción cambia de la ira a la preocupación.

**4-Planifique su respuesta.**

Si usted se irrita por comentarios como "No pareces estar tan mal, yo te veo muy buen aspecto", puede tener una respuesta preparada para que esos comentarios no le molesten.

En este caso, se podría decir algo así como "¡Gracias por tus palabras, pero estas enfermedades no se ven e intento no preocupar a los demás con mi estado!"

**5-Aceptar y reconocer el Sentimiento.**

Algunas personas dicen que son capaces de disipar el poder de la ira y otros sentimientos nombrándolos. Este ejercicio produce la sensación de desprendimiento.

**6-Obtenga ayuda profesional.**

A veces, hablar con un terapeuta puede ayudar a aliviar las presiones creadas por tener una enfermedad a largo plazo. Si la frustración y la ira están haciendo sus relaciones más estresantes, puede considerar buscar ayuda profesional. Busque un terapeuta especializado en ayudar a personas con enfermedades crónicas.

## La culpa

La culpa es otro compañero frecuente de las personas con fibromialgia. A veces las personas se culpan por enfermarse. En otras ocasiones, la culpa es provocada por el sentimiento de no contribuir a la familia o a la sociedad.

Si experimenta culpa, ¿qué puede hacer para aliviar la carga que le supone?
Aquí tiene siete estrategias a considerar.

**1-Ajuste sus expectativas.**

La culpa es a menudo provocada por una diferencia entre las expectativas de una persona y sus capacidades. Usted puede reducir la culpabilidad ajustando sus expectativas a la baja para que coincida con su nuevo nivel de funcionamiento.

**2-Reformular (cambiar su diálogo interno).**

Parte del proceso de ajuste está cambiando nuestro diálogo interno, por lo que apoya nuestros esfuerzos para vivir bien con la enfermedad en lugar de generar culpa.

Puede cambiar su diálogo interno sobre las siestas. En el pasado, cuando tomaba una siesta se dijo que lo hacía porque era perezoso, pero ahora debe decirse: "Yo me estoy ayudando a mí misma para estar sana. Estoy ahorrando energía para pasar tiempo con mi esposo, con el bebé o para sentarme con mis nietos ".

Puede pensar que los períodos de descanso definidos como "no hacer nada, son una pérdida de tiempo", pero ahora debe verlo como " son parte de una cura para mis síntomas, al igual que tomar un medicamento."

Del mismo modo, cuando se siente cansada, se puede decir "Esta fatiga no es culpa mía, sino que vino con la fibromialgia así que no debo sentirme culpable por no ser capaz de hacer todo lo que solía.". O bien: "Yo no pedí tener fibromialgia, así que ¿por qué debería sentir vergüenza cuando me impide hacer las cosas".

**3-Desviar la atención.**

Sentirse culpable es inevitable, pero podemos controlar cómo respondemos cuando surgen sentimientos de culpa. Puede preguntarse "¿Es este sentimiento productivo?" En algunos casos, la respuesta será "Sí." La culpa puede llamar nuestra atención sobre las formas en que hemos fallado al vivir de acuerdo con nuestros estándares y puede motivarnos a actuar de manera diferente.

Si tiene sensación de que no es productiva, puede ser mejor fijar nuestra atención en otra cosa. Se puede aprender a controlar los pensamientos.

**4-Pedir disculpas y hacer compensaciones.**

La culpa puede ser de ayuda si le motiva a cuidar mejor de sí mismo en el futuro y para tratar a los que le rodean con más consideración.

**5-Educar a otros.**

La culpabilidad puede ser desencadenada por cómo otros le tratan. Además de ajustar sus expectativas para usted misma, usted puede trabajar en el cambio de las expectativas que otros tienen de usted.

Esto incluye la educación de las personas que hay en su vida, haciendo hincapié en que la fibromialgia es una enfermedad a largo plazo que impone límites significativos y requiere ajustes de la persona que está enferma y los que la rodean.

**6-Aprenda asertividad.**

Otra estrategia para reducir la culpa es ser asertivo, haga afirmaciones sobre lo que debe y no debe hacer. Tener notas con respuestas preparadas tipo: "Me encantaría, pero yo no puedo." Le recordarán qué decir cuando la gente le hace peticiones. Ver las notas le ayudará a utilizar esta respuesta sin sentimientos de culpa".

**7-Práctique la selección de relaciones.**

Una última estrategia es volver a evaluar sus relaciones, la práctica de lo que llamamos selección de relaciones como tomar decisiones explícitas acerca de a quién incluir en su vida, concentrándose en las relaciones más valiosas o necesarias y dejar que otros se vayan.

## Relaciones

Las enfermedades graves crean tensión en la mayoría de las relaciones. Las frustraciones de las personas con fibromialgia son:

-Sentirse incomprendido por otras personas que no creen que esté enfermo o no pueden entender la gravedad de su estado.

-La pérdida de las relaciones: Las limitaciones y la imprevisibilidad de los síntomas pueden hacer que sea difícil mantener relaciones. Algunas relaciones se pueden perder, mientras que otras se redefinen y afianzan.

-Es posible que se culpe por estar enferma o por no contribuir a la familia o la sociedad con su trabajo.

-La imprevisibilidad de los síntomas a menudo conduce a la cancelación de compromisos, creando incomprensión y amenazando algunas relaciones.

-Es posible que tenga sensación de aislamiento, ya sea por pasar más tiempo a solas o porque se siente diferente de otras personas.

-Temores de dependencia y abandono: Es posible que le preocupe perder su capacidad para cuidar de usted misma o que tenga miedo a que las personas de las que usted depende le abandonen.

En esta sección se describen las estrategias generales para mejorar las relaciones, se esbozan opciones para las familias y parejas y se muestra cómo crear nuevas fuentes de apoyo.

**Estrategias de relación.**

Aquí hay siete maneras de mejorar sus relaciones si tiene fibromialgia.
**1-Evaluar y valorar.**

Si usted tiene fibromialgia, es probable que muchas relaciones se redefinan y algunas terminarán. Una respuesta a esta situación es que esta transición sea un proceso consciente y bien pensado mediante relación valorada.

Se podría pensar en sus relaciones como una serie de anillos concéntricos. En este esquema, en el anillo interno están las personas más importantes en su vida, por lo general la familia y amigos más cercanos. La gente del anillo exterior son conocidos casuales. En el medio puede haber uno o dos anillos de personas con diferentes niveles de importancia. Usted puede desarrollar diferentes enfoques de la gente en varios anillos, concentrándose en aquellos en el anillo interior.

La idea general es concentrarse en las relaciones más valiosas o necesarias, ahorra energía y puede usar la enfermedad como excusa para retirarse de las obligaciones sociales no deseadas. Simplificar las relaciones que sean necesarias, pero poco gratificantes y eliminar las que son innecesarias y poco gratificantes.

**2-Adaptar el modo de socializar.**

Usted puede preservar algunas relaciones adaptándose a sus limitaciones. Por ejemplo, si usted tiene límites severos y no puede salir a menudo de su casa, puede mantenerse en contacto con las personas utilizando las llamadas telefónicas y correos electrónicos, además de hacerles visitas ocasionales.

Otra adaptación es limitar la duración de la vida social, por ejemplo, limitando el tiempo que habla por teléfono o el tiempo que pasa con los demás. Una tercera adaptación es cambiar los sitios donde se reúne con otras personas. Usted puede tolerar más tiempo en un restaurante si va antes o después de las horas de mayor actividad.

Otros ajustes incluyen limitar el número de personas con las que socializa (por ejemplo, dos o tres a la vez en lugar de los grupos más grandes) y tomar descansos. Evite grandes reuniones en su casa aun siendo familiares, implican ruido e incomodidades para usted.

**3-Haga su trabajo.**

Un paso hacia la flexibilización en sus relaciones es reconocer que su enfermedad crea inconvenientes a los demás. Sus síntomas y estados de ánimo, por ejemplo, pueden hacer que usted sea impredecible y sus límites pueden obligar a otros a asumir responsabilidades adicionales o a hacer cambios en sus planes.

Agradézcales sus esfuerzos. Reconozca que la enfermedad puede hacer que usted no sea muy fiable. Por respeto a los demás adviértales de que es posible que tenga que cancelar o cambiar de planes casi sin avisar. Para ayudar a mantener la relación, dígales cuanto valora poder hacer planes con ellos y que la cancelación de una escapada juntos no significa que haya ningún problema con ellos.

Asuma la responsabilidad de los inconvenientes que su enfermedad crea a los demás. Por ejemplo, si su enfermedad le hace estar de mal humor, tenga preparada una lista de cosas que puede hacer para sentirse mejor y para que evitar transmitir sus estados de ánimo negativos a los demás. Por ejemplo, cuando usted se siente irritable, puede escuchar música, pasear o tomar un breve descanso.

Recuerde que las relaciones son de carácter voluntario y pregúntese qué puede hacer para que otras personas quieran continuar a su lado.

**4-Cambiar las expectativas y uso de asertividad.**

Debido a la culpabilidad o la presión de los demás, puede obligarse a hacer más de lo que su cuerpo puede tolerar con la consiguiente recaída. Una solución es cambiar sus expectativas y ser más asertivo. Cambiar las expectativas es un proceso gradual por el cual se llega a aceptar que usted tiene unos límites y la necesidad de adaptarse a una "nueva realidad".

Aprender asertividad también puede ser un proceso gradual, como educar a los demás acerca de sus límites. He aquí cuatro ideas para tener en cuenta.
En primer lugar, ser muy específico en las solicitudes que realice o que límites tiene establecidos. Por ejemplo, decirle a una persona que llama "No tengo suficiente energía para hablar durante 20 minutos en estos momentos, te llamaré en cuanto me encuentre un poco mejor". Anótelo en un lugar visible para no olvidar que debe hacer esa llamada.

En segundo lugar, demostrar que usted entiende la situación de la otra persona. Póngase en el lugar de los demás y piense cómo se sentiría usted, podría decir a los demás algo como: "Yo sé que mi enfermedad hace que a veces sea difícil tratar conmigo y que algunas cosas que digo y hago pueden ser frustrantes."
En tercer lugar, declarar su agradecimiento, como "Te agradezco todo lo que haces por mí."
En cuarto lugar, si le resulta difícil ser asertivo, practique diciendo su solicitud para usted mismo o a alguien de su confianza antes de decírselo a la persona cuya ayuda desea solicitar.

**5-Educar a otros y seleccionar.**

Tal vez la frustración más común entre las personas con fibromialgia es no sentirse comprendido. Los intentos de educar a otros requieren paciencia, pero a menudo tienen éxito. Puede pedir que le acompañen a charlas sobre estas enfermedades, al médico o visitar grupos de apoyo de pacientes, asociaciones de enfermos de fibromialgia donde escuchando a otros pacientes y familiares pueden comprender mucho mejor su situación.

La mayoría de las personas con fibromialgia finalmente abandonan sus esfuerzos para educar a los demás, centrándose en las relaciones que son más importantes y reconociendo que algunas personas nunca le van a entender o van a sentir empatía con ellos.

**6-Aceptar ayuda y ayudar a otros.**

Otras personas se sienten impotentes respecto nuestra enfermedad. Al darles algo específico que hacer, usted puede ayudarles al tiempo que se ayuda a sí mismo. Una advertencia: pedir demasiado de los demás o de una persona en particular puede causar el agotamiento del cuidador.

Ayudar a otros ayuda a su autoestima y también da a los demás un incentivo para permanecer en la relación. Pregúntese qué está haciendo para tener una valiosa relación con la otra persona.

**7-Soledad.**

Una última estrategia para responder a sus límites y la pérdida de las relaciones es aprender a estar en soledad. Una enfermedad grave a menudo obliga a la persona a estar mucho más tiempo sola que antes. La soledad puede ser una oportunidad para desarrollar nuevos intereses.

Algunos pacientes, reconociendo que van a pasar menos tiempo con gente, han visto la situación como una oportunidad de hacer cosas como leer o tener aficiones para las que antes no ha tenido tiempo en sus vidas.

## Asuntos familiares

La fibromialgia envía ondas de choque a la familia. El estrés aumenta, la previsibilidad se sustituye por incertidumbre, las emociones se intensifican y se alteran muchos aspectos prácticos de la vida.

Los problemas que enfrentan los miembros de la familia son:

-Tareas domésticas adicionales.
-Responsabilidades familiares adicionales.
-Tensiones financieras.
-Responsabilidades por cuidar de una persona con fibromialgia.
-Preocupación e incertidumbre sobre el futuro.
-Incertidumbre acerca de cómo ayudar a la persona que está enferma.
-Resentimiento y frustración.
-Tristeza y depresión.
-Aumento del estrés.
-Pérdida de la compañía.
-Las dificultades sexuales.
-Sobrecarga en la comunicación.
-Menos socialización.

La adaptación de la familia a menudo se centra en cuatro temas que se describen a continuación.

**1-La redistribución de las tareas del hogar.**

La fibromialgia suele dar lugar a una redistribución de las tareas del hogar entre los miembros de la familia, ir de compras, cocinar, hacer limpieza, cuidar de la casa, gestiones domésticas y el cuidado de los niños. Para esas cosas que la persona con

Karim A Nesr

fibromialgia ahora puede hacer o no puede hacer de la misma manera que antes, hay tres opciones principales: la reasignación, simplificar y eliminar.

Hacer reasignación significa encontrar a alguien para hacer parte o la totalidad de las tareas que usted no puede. Probablemente la solución más común es que sea el cónyuge quién se haga cargo de una parte o incluso muchos de los deberes que anteriormente realizabas. Pero hay otras soluciones.

Si hay niños en casa, pueden contribuir de diversas maneras, como mantener sus cuartos limpios, ayudar con la preparación de la comida y preparando su propia ropa. Si los hijos adultos viven cerca, también pueden ofrecer ayuda. Otra solución es pagar a alguien, por ejemplo, mediante la contratación de un servicio de limpieza de forma ocasional o regular.

Tomar medidas para hacer algo simplificando, hacerlo de una forma menos elaborada o completa. Por ejemplo, puede limpiar la casa con menos frecuencia o cocinar menús menos complicados.

En tercer lugar, usted puede optar por eliminar algunas actividades.

**2-Reajustes financieros.**

Los efectos financieros de fibromialgia pueden ser importantes. Algunas familias no tienen que hacer ningún cambio en sus finanzas o sólo pequeños ajustes. Puede que la persona que está enferma no trabajase cuando se enfermó o estaba jubilada o muy cerca de jubilarse. Algunas personas pueden organizar una jubilación anticipada, aunque esto pueda significar una pensión reducida.

Para otras familias, sin embargo, la enfermedad crea moderados o graves problemas financieros. Si la persona con fibromialgia no puede trabajar, el ingreso familiar se puede reducir a la mitad o menos. Luchar por una pensión de incapacidad puede reducir el déficit. Debe buscar ayuda e informarse en asociaciones de fibromialgia o con algún abogado especializado en incapacidades pues es un proceso largo y complicado en el que la experiencia de un profesional le será de gran ayuda.

En algunos casos, un miembro de la familia puede cambiar de trabajo para conseguir otro con un mayor sueldo o con mejores prestaciones. Algunas familias establecen una mayor disciplina financiera mediante el uso de un presupuesto ajustado y reduciendo sus gastos. Otros se mudan a hogares más pequeños, casas con menos gastos, una estrategia que puede reducir tanto los gastos cómo las tareas del hogar.

**3-Adaptaciones sociales.**

Debido a que las personas con fibromialgia tienen significativamente menos energía que antes de estar enfermos, a menudo deben reducir el tiempo que pasan con otros, creando una pérdida de compañía, tanto para sí mismos como para los que les rodean. Factores tales como las limitaciones de energía y la sensibilidad a los estímulos sensoriales (ruido, luz y movimiento) pueden obligar a una reducción en el tiempo, tipo o forma de socializar.

Por ejemplo, las personas con fibromialgia pueden tener que limitar su asistencia a eventos de la escuela de su hijo o una familia puede alquilar películas en lugar de ir a un cine. En suma, la fibromialgia puede reducir el tiempo que una persona puede pasar con la familia, dar lugar a cambios en la configuración y las familias deben centrarse en actividades menos físicas y mentalmente exigentes.

**4-Ajuste de expectativas a una "nueva realidad".**

Junto a las muchas adaptaciones prácticas descritas anteriormente hay un ajuste mental: aceptar que la vida ha cambiado totalmente a largo plazo. Esto es buscar una nueva realidad y consiste en llegar a un acuerdo con la pérdida.
Su familia pierde parte de la compañía de usted que solía disfrutar. Pierden el futuro que imaginaban para sí mismos y, al igual que la persona con fibromialgia, tienen el reto de adaptarse a un tipo de vida diferente de lo que habían previsto.

Karim A Nesr

Aceptar la pérdida y adaptarse a una nueva vida por lo general tarda varios años. El punto final de este proceso es la aceptación, una actitud compleja que incluye el reconocimiento de que la vida ha cambiado, aceptando las limitaciones impuestas por la enfermedad, el ajuste de las expectativas para que coincida con sus nuevas capacidades, y conseguir mejorar la calidad de vida.

La aceptación no significa resignación, sino más bien un compromiso de vivir la mejor vida posible dadas las circunstancias, reconociendo que será un tipo de vida diferente a la de antes.

Mejor comunicación.

Las tensiones traídas por enfermedad grave pueden hacer que una buena comunicación sea difícil. Para complicar las cosas, la fibromialgia trae con ella el desafío adicional de los problemas cognitivos. Aquí hay siete ideas para mejorar la comunicación si usted o su pareja tienen fibromialgia.

**1-Elija una hora adecuada y comience el ajuste.**

Si usted tiene algo significativo que hablar con una persona importante en su vida, seleccione un buen momento para ambos. Debe ser un momento en que la persona con fibromialgia pueda prestar una buena atención y no se distraiga por el dolor o la fibroniebla, preferentemente durante sus mejores horas del día. Elija un lugar que minimice las distracciones e interrupciones.

**2-Practique su capacidad de escucha.**

El entendimiento comienza con la escucha, lo que significa enfocar su atención en lo que se dice, con el objetivo de entender el punto de vista del otro. Escuchar funciona mejor si se hace sin interrumpir.

**3-Céntrese en una cosa a la vez y sea específico.**

Céntrese en un problema cada vez. Si usted está pidiendo que la otra persona cambie, sea específico en su solicitud. Evite hacer peticiones generales, tales como:

"Necesito ayuda con las tareas del hogar." En su lugar, diga algo como, "¿Puedes poner la lavadora hoy?" o "¿Puedes hacer las compras del supermercado?".

**4-Trate de buscar soluciones.**

Tenga como meta la búsqueda de soluciones, no culpe a los demás o busque faltas. Puede serle útil recordar que la enfermedad crea problemas para los dos. La idea es poder hablar los problemas de forma constructiva en lugar de una manera enfrentada. Trate a los demás con respeto, reconociendo su apoyo y esfuerzo. Evite comentarios despectivos o degradantes, el sarcasmo y culpar. Reconozca su papel en los problemas comunes y exprese su agradecimiento por los esfuerzos del otro.

**5-Utilice la resolución de problemas.**

Exponga sus problemas para encontrar soluciones. Comience por la lluvia de ideas, lo que significa pensar en una variedad de posibles maneras de resolver un problema. Después de evaluar cada solución propuesta, decida cuáles son las más prometedoras y pruebe una o dos de ellas.

En tercer lugar, después de dar a cada solución una oportunidad, evalúe los resultados. Algunos remedios potenciales podrían no funcionar, por lo que puede que tenga que volver a discutirlo y probar otras soluciones. La solución final puede ser una combinación de varios enfoques.

**6-Considere la obtención de ayuda.**

En muchos casos, usted será capaz de resolver sus problemas por sí mismo, pero a veces es posible que desee obtener ayuda, ya sea en la comprensión de las causas de su problema o en la búsqueda de soluciones. Por lo que puede ayudarle preguntarse qué recursos están a su disposición.

Por ejemplo, para obtener una nueva perspectiva sobre su situación, usted puede pedir a otras familias que le expliquen cómo han resuelto un problema similar. Además, si las conversaciones acerca de sus problemas no son productivas, se puede considerar la obtención de ayuda profesional. Un consejero puede facilitar una solución a los problemas particulares y también ayudará a practicar buenas habilidades para resolver problemas.

**7-Tener charlas regulares sobre resolución de problemas.**

Establezca una hora regular para hablar en pareja. Una pareja puede dejar la noche del domingo como su tiempo para hablar de cualquier tema que tengan en mente, será su "charla semanal".

Tener un tiempo programado para la discusión significa que ambos cónyuges saben que tienen un foro en el que pueden tratar los problemas y frustraciones y es un medio para la búsqueda de soluciones. También, al ser conversaciones frecuentes pueden perfeccionar sus habilidades de comunicación a través de la práctica regular.

Uno puede explicar cualquier cosa que ninguno de los demás ve como un problema o le causa estrés. Incluso es bueno tratar las cosas pequeñas. Los temas para tratar incluyen un problema que uno tiene con los demás, problemas con los amigos, los hijos o problemas en casa.

Una regla es la que cada uno escuche abiertamente al otro sin ponerse a la defensiva. Resolver problemas juntos para llegar a una resolución de cada problema. Después de tener la charla empezamos cada semana descansados y con la sensación que viene de haber tratado con cualquier problema que había presente.

## Mejorar su vida en pareja

Cuando la fibromialgia entra en una pareja, una víctima puede ser la intimidad entre los dos. El dolor, la reducción de energía, el interés reducido, los problemas de salud y el aumento de responsabilidades del cónyuge sano pueden afectar a toda la vida sexual de una pareja.

La enfermedad puede reducir la actividad sexual y hacer que se experimente un nivel más bajo de deseo debido a factores cómo la fatiga, el dolor o los efectos secundarios de los medicamentos. A pesar de esto, se pueden utilizar estrategias o adaptar su vida sexual a sus enfermedades para conectar con su pareja de otras formas.

Flexibilidad y experimentación.

Dado el curso a menudo impredecible de la fibromialgia, hay que aprender a ser flexible en cuantas veces o cuando se produce el sexo y qué posiciones y actividades son más cómodas y placenteras para ambos. Puede ser por la mañana, quizá en posición de lado y utilizando lubricantes.

Puede utilizar la observación como base para la experimentación. Fíjese en cuál es el momento en que más le apetece, a lo mejor es en la hora de la siesta o cuando hace calor y no es mala idea comenzar a ducharse con su pareja o disfrutar de la siesta juntos.

Hablar.

La relación con la pareja mejora cuando se habla abiertamente sobre la reducción del interés por el sexo.

Puede explicar a su pareja que todavía le ama y que siente lo mismo o más fuerte pero que no puede demostrarlo a través del sexo, decirle que tampoco tiene interés en la autosatisfacción. La aceptación de una situación es el comienzo de su solución y entre los dos encontrarán un camino satisfactorio.

Planificación.

Otra adaptación común es la planificación para el sexo. Se puede preparar teniendo descanso adicional o reduciendo su nivel de actividad en los días anteriores a tener relaciones sexuales. Se pueden planear fechas determinadas y ser conscientes de sus mejores horas del día para preparar el tiempo de intimidad en esos momentos de modo que se minimicen las molestias y se aumente el placer.

Abordar el dolor y los problemas hormonales.

Su vida sexual puede mejorar después del tratamiento del dolor y de los problemas hormonales. El tratamiento del dolor con el uso de medicamentos para el dolor, pomadas o emplastos, masaje y con el calor y mediante la adaptación de cómo se produce el encuentro íntimo.

El tipo de fármacos utilizados para el dolor también es importante. La persona con dolor puede querer evitar los medicamentos y tranquilizantes o narcóticos para el dolor que apagan los sentidos y el deseo al tiempo que reducen el dolor. Tenga cuidado, hay medicamentos que atacan directamente a la sexualidad anulando el deseo y afectando a la capacidad de mantener relaciones, lea siempre bien los efectos secundarios y contraindicaciones de los medicamentos y consulte a su médico.

Otros medios para reducir del dolor incluyen tomar un baño antes de tener sexo, hacer estiramientos y masajes. El dolor puede ser menor mediante el uso de posiciones que sean cómodas, cambiando de posiciones periódicamente durante la intimidad y con actividad y gasto de energía alternado entre ambos.

Otro método de control del dolor es la combinación de la distracción y la meditación. Significa distracción reducir el dolor poniendo su atención en otra parte, céntrese en las sensaciones, tanto las dadas cómo las recibidas. Además, concentrarse en imágenes mentales de hacer el amor mantiene la mente enfocada en el placer, distrayendo la atención del dolor.

Su interés por el sexo puede mejorar con un tratamiento hormonal, estrógenos, testosterona o ambos si sus niveles de estrógenos y de testosterona son bajos. Este tratamiento puede ayudar a la libido e incluso mejorar su nivel de energía.

Los problemas hormonales también pueden afectar a los hombres.

Actividades alternativas.

Adaptarse a la enfermedad, centrándose en las alternativas al sexo convencional. Aun cuando una persona no está en condiciones de mantener relaciones sexuales puede sentirse feliz al satisfacer a su pareja de otra manera, con caricias, abrazos...
Hay alternativas al coito, para aquellas personas interesadas. Usted no debe tener relaciones sexuales sólo centradas en el coito. Puede tener y dar satisfacción por la estimulación manual y también mediante el sexo oral.

Hay otras maneras de expresar su afecto: a través de abrazos, besos y dar la mano, a través de las palabras de los actos de cariño y a través de actividades compartidas, como salir a cenar juntos, ver su programa de televisión favorito o darse mutuamente un masaje. Abrazar, besar y decir "te amo", pequeños detalles como una nota de amor inesperada, hacen una relación fuerte y saludable.

## Consejos para cuidadores

Cuidar a una persona con fibromialgia puede ser una experiencia estresante. Usted puede asumir responsabilidades adicionales, experimentar dificultades económicas, sentirse frustrado y resentido a veces, perder el compañerismo frente a la incertidumbre sobre el futuro, la experiencia de reducir sus actos sociales y las dificultades sexuales.

Incluso con todos los retos que plantea una enfermedad grave, hay muchas maneras de cuidar de usted mismo cómo cuidador. Aquí tiene algunas para considerar.

**Mantenga su salud.**

Este es la primera recomendación de expertos en el cuidado de personas. Para servir bien a su ser querido y evitar el resentimiento y el desgaste, debe tener tiempo para descansar lo suficiente, comer bien y hacer ejercicio. Tenga en cuenta que ahora usted es el soporte de su ser querido, si usted no se encuentra en condiciones óptimas, difícilmente va a servirle de ayuda y sólo conseguirá aumentar la frustración de ambos. Si usted se encuentra bien podrá hacer que la situación mejore para todo el entorno, incluido usted. No se deje de lado.

**Acepte ayuda.**

Cuando las personas le ofrezcan ayudarle, acepte la oferta y sugiera cosas específicas que ellos pueden hacer. Si sus finanzas lo permiten, considere el contratar ayuda en áreas tales como preparar las comidas, hacer la limpieza de la casa y el transporte o acompañar a la persona enferma mientras usted realiza otra actividad.

### Dedíquese tiempo.

Dese un respiro, pase algún tiempo lejos de la persona que está enferma, por ejemplo, mediante la realización de una afición. Dese un tiempo para el ocio y disfrute, es una manera de recargar sus baterías y de mantenerse fuerte. Estar 24 horas junto a una persona enferma es un gran desgaste físico y emocional que debe evitar para ofrecer y obtener una mejor relación.

### Manténgase conectada.

Evite el aislamiento y reduzca el estrés manteniendo sus relaciones con familiares y amigos. Esto puede significar reunirse regularmente para hacer ejercicio o salidas con amigos, pasar tiempo con los niños o cualquier otro tipo de socialización que te mantenga conectado con los demás para no quedar desconectado y no generarse un sentimiento de culpa ni culpabilizar a la otra persona.

Aunque puede desencadenar sentimiento de culpa al estar lejos de la persona que está enferma, es esencial para usted contar con períodos de descanso para no quedar siempre supeditado a las necesidades del enfermo y no caer en un estado de depresión.

### Considere recibir apoyo.

Sea sensible a las señales de estrés y considere ver a un terapeuta si las detecta. Las señales de que el apoyo es necesario incluyen sentirse agotado, deprimido o quemado, o sobre reaccionar con ataques de ira. El asesoramiento puede ser útil para tomar perspectiva sobre su situación o para explorar los problemas de comunicación. Usted puede obtener ayuda en sesiones individuales o en sesiones conjuntas con la persona que está enferma.

### Acepte sus pérdidas.

Así como las personas con fibromialgia experimentan muchas pérdidas, también lo hacen los que les rodean. Se les priva de parte de la compañía que el paciente les daba antes de enfermar, tienen más trabajo en casa y en muchos casos se pierde o disminuye la contribución económica que antes daba el enfermo.

Al igual que la persona que está enferma, usted ha perdido el futuro que esperaban o tenían planeado, así que tiene que ajustar sus sueños para el futuro.

### Crear nuevas actividades compartidas.

Una enfermedad grave puede hacer que sea imposible pasar tiempo con la persona que está enferma de la misma forma que antes, pero se pueden desarrollar nuevas actividades compartidas para hacer juntos.

El objetivo es crear ocasiones de placer compartido, por lo que la relación se fortalece y el enfermo y los miembros sanos de la familia no tienden a ver sus relaciones enfocadas en las privaciones.

### Nuevos apoyos.

Si usted vive con la familia o solo, tener una red de apoyo es uno de los ingredientes clave para vivir bien con una enfermedad a largo plazo. El apoyo puede adoptar muchas formas:

a) Ayuda práctica: compras, limpieza de la casa, conducir, etc.

b) Amistades: Tener a alguien para ir a ver una película, charlar, ir de compras, pasear... etc.

c) Aceptación: aceptar la nueva situación, que su pareja está enferma.

d) Comprensión: La sensación de que los demás sepan lo que está pasando.

Algunos apoyos probablemente vendrán de las relaciones ya existentes como la familia y amigos, pero usted puede crear nuevas fuentes de apoyo. Puede centrarse en grupos de apoyo, clases y apoyo profesional.

Karim A Nesr

## Grupos de apoyo y clases

Es muy recomendable que usted se relacione con otras personas que tienen fibromialgia. Estas relaciones pueden proporcionarle información acerca de diferentes estrategias de afrontamiento, contrarrestar el aislamiento y ofrecerle la oportunidad de sentirse comprendida, confortada e inspirada.

Los grupos de apoyo y clases son una forma de conocer a otras pacientes. Además de que la conexión con otras personas que tienen fibromialgia en grupos de apoyo le puede proporcionar información, como nombres de médicos y otros profesionales que tratan a las personas con fibromialgia. También puede conocer terapias que utilizan otras personas y que le pueden ser de ayuda.

Los grupos también le ofrecen una manera de ser útil, contrarrestando así la pérdida de autoestima que a menudo resulta de una enfermedad grave. Y por último le pueden ofrecer modelos de afrontamiento exitoso, disipando así el miedo. Hay grupos de enfermos disponibles en Internet, redes sociales y en muchas ciudades. Búsquelos y contacte con ellos, evite aislarse.

Mientras que los grupos de apoyo pueden ser útiles, no todos ofrecen una experiencia positiva. Algunos grupos son negativos en el tono, lo que refuerza la sensación de victimismo. Algunos grupos están dominados por una o varias personas. Pero otros se centran en responder positivamente a la enfermedad y asegurar la participación de todos los miembros que deseen intervenir.

Contactar con otros pacientes en un ambiente de grupo puede ser muy poderoso y puede hacer que se sienta molesto a veces cuando dicho contacto es negativo, se puede reforzar el aislamiento y la impotencia.

En un grupo de apoyo, sin embargo, el malestar debe ir seguido de una nueva perspectiva de su situación y una mayor confianza sobre su capacidad para manejar la enfermedad.

Evalúe los grupos de apoyo basándose en los efectos que tienen sobre usted. Un grupo útil es aquel en el que se percibe un sentido de pertenencia, que le da algo positivo para llevarse a casa, ya sea la inspiración o consejos prácticos, y que le ofrece modelos de vivir exitosamente con la enfermedad.

Soporte Profesional.

Muchas personas con fibromialgia buscan ayuda de terapeutas y consejeros. Estos profesionales pueden proporcionarle apoyo y ofrecerle la visión de una persona ajena a su situación.

Si usted está interesado, puede buscar uno especializado en trabajar con personas que tienen una enfermedad crónica. Un grupo de apoyo es a menudo una buena fuente de amistades potenciales. La terapia también puede ser útil para las parejas, ofreciendo un lugar en el que las tensiones creadas por vivir con una enfermedad a largo plazo se pueden abordar y explorar soluciones.

Karim A Nesr

# Duelo

La pérdida desencadena una reacción emocional conocida como duelo. Mientras que el duelo se asocia generalmente con la muerte de un ser querido, puede ocurrir después de cualquier pérdida. El duelo se observa a menudo en términos de etapas fijas, pero para la mayoría de la gente no hay una progresión ordenada en las etapas o el tiempo.

El duelo es un proceso individual en el que una persona puede experimentar algunas emociones más de una vez o puede sentir dos o más emociones al mismo tiempo. Las reacciones pueden incluir la negación, la ansiedad, la frustración, la culpa, la soledad, la depresión, la autocompasión, sentirse abandonado y una sensación de fracaso. Trabajar el duelo provocado por la fibromialgia a menudo puede llevar varios años.

El punto final de la pena es la aceptación, lo que implica el reconocimiento de que la vida ha cambiado, dándose cuenta de la necesidad de vivir de manera diferente que antes y afianzar la voluntad de construir una nueva vida.

El desarrollo de un plan de autocontrol puede facilitar el proceso. El uso de la estimulación puede aumentar el control, sustituyendo así la incertidumbre con la previsibilidad.

Estrategias de estimulación, tales como tomar descansos regulares, ayudan a estabilizar la vida con una enfermedad crónica, la reducción de las oscilaciones entre síntomas altos y tiempos de remisión. Descansar antes de un evento puede hacer más probable que pueda asistir, contrarrestando así el sentido de no ser formal.

Además de la estimulación, aquí están algunas otras maneras de moverse a través del duelo.

### 1- Mantenga estructurada su vida.

Tener rutinas diarias y semanales le proporciona un sentido de estabilidad y familiaridad. La rutina también ofrece una distracción de la pérdida.

### 2- Utilice la resolución de problemas.

Responda a las emociones provocadas por su enfermedad por la resolución de problemas. Mediante la adopción de estrategias de autocuidado, aprenda a remediar las circunstancias que desencadenaron las emociones.

### 3- Evite el estrés.

Tener que adaptarse a los muchos cambios provocados por la enfermedad es traumático. En una situación en la que ya está sobrecargado emocionalmente, lo mejor es evitar a las personas y situaciones que añaden más tensión en la medida posible.

### 4- Busque apoyo.

Busque el apoyo de familiares, amigos, asociaciones y otros. Otras personas con fibromialgia pueden proporcionar apoyo y modelos de afrontamiento exitoso. El asesoramiento profesional puede ser útil.

### 5- Responda a los disparadores de la pena.

Si sus emociones se intensifican en torno al aniversario de su diagnóstico (fecha en la que enfermó) o en otras fechas especiales, planee algo positivo para esos momentos. Si la comparación con algunas personas o situaciones hacen que se sienta ansiosa e incómoda, considere limitar su exposición a ellos.

**6- Reconocer la pérdida.**

Puede encontrar útil hacer una declaración pública de pérdida. Por ejemplo, puede escribir una carta a sus amigos explicándoles porque le ven menos y cuál es su situación, esto puede ayudarle a aceptar sus limitaciones.

**7- Reconocer el dolor como un proceso cíclico a largo plazo.**

Usted puede experimentar dolor más de una vez mientras se mueve a través de las etapas de la vida, por ejemplo, si se queda sola mientras los amigos se casan o por no tener hijos, mientras que otros se convierten en padres o si usted no puede ser la madre que había esperado ser o puede tener que abandonar la carrera para la que se había preparado.

## Autocompasión

Casi todas las personas con una enfermedad crónica sienten ocasionalmente lástima de sí mismos. Si experimenta autocompasión, puede contrarrestarla de varias formas.

Reconocer la autocompasión es una parte de una enfermedad grave. Del mismo modo que los síntomas aparecen y desaparecen, también lo hacen las emociones. Reconociendo que la autocompasión está sucediendo puede tomar el mando. Usted puede decir algo como "Vaya, me estoy compadeciendo de mí misma de nuevo". También le puede ayudar decir cosas consoladoras como "me he sentido así antes y siempre me ha impresionado más, así que probablemente no va a durar mucho esta vez".

Karim A Nesr

## **Cansancio**

Las emociones fuertes son a veces desencadenadas por fatiga y otros síntomas. En esos casos el descanso puede ayudar a aliviar los síntomas físicos y las emociones.

Conecte con los demás. Llamar por teléfono, mandar un correo electrónico o hablar en persona. A veces, sólo estar en contacto puede cambiar un estado de ánimo. En otras ocasiones, esto ayuda a tener su estado de ánimo alto.

Ayudar a los demás. Cambie su atención de sí mismo a lo que puede hacer por su familia, amigos u otras personas en su vida.

Repase lo que ha hecho para tratarlo anteriormente y planifique sus próximos pasos.

## Creando su nueva vida

Las pérdidas ocasionadas por la enfermedad a largo plazo crean un desafío: ¿quién es usted, si usted no puede tener su anterior energía o vivir la vida que había planeado?

Aquí tiene algunas estrategias para tener en cuenta al construir su nueva vida.

**Desarrolle nuevos intereses.**

Un poderoso antídoto a la pérdida es desarrollar nuevos intereses y crear un nuevo propósito y significado. Algunas personas con fibromialgia han tenido la oportunidad de volver al arte, manualidades, bricolaje u otros pasatiempos que habían dejado olvidados cuando estaban ocupados con el trabajo y la familia.

Otros ven su enfermedad como un reto y encuentran un sentido de propósito en tratar de entender su enfermedad y ampliar su área de control. Otros han encontrado significado en ayudar a los demás. Cualquier camino que hayan elegido les sirve para encontrar nuevas maneras de añadir sentido a su vida.

Concéntrese en el futuro ajustando sus metas a sus capacidades.

Concéntrese en las cosas que usted puede hacer más que en aquellas que no puede y felicítese por sus logros. Esto a veces se llama ajuste de expectativas a una "nueva realidad" y se aplica a todos los miembros de la familia, no sólo a la persona que está enferma.

**Enfatizar ganancias y mejora.**

Una forma de dar sentido positivo a la vida es centrarse en las ganancias que se han producido a causa de una enfermedad. Algunas personas con fibromialgia dicen que prefieren a la persona que son en la actualidad a la que eran antes de su enfermedad, diciendo cosas como "la nueva yo es una persona amable, más tierna y solidaria".

Puede encontrar que en algunos aspectos tiene una vida mejor hoy que antes de estar enferma, con la capacidad de concentrarse en lo que es importante y con más tiempo para las relaciones.

**Practique la gratitud.**

Puede encontrar útil mirar a su enfermedad a través de la lente de la gratitud, viendo su enfermedad como un regalo. Observe todos los cambios que le ha obligado a hacer en su vida y busque todos los cambios positivos.

**Placer.**

Entre lo que usted siente que tiene que hacer y el sufrimiento impuesto por la enfermedad, es fácil dejar que las cosas positivas salgan de su vida. La anticipación y el disfrute de experiencias positivas contrarresta el sufrimiento con el placer y construye un sentimiento positivo de autoestima.

Las experiencias agradables pueden incluir el placer físico que proviene del ejercicio, reír, tomar un baño, escuchar o tocar música o de la intimidad.

O puede ser el disfrute y la satisfacción de mantener un jardín, pintar un cuadro o completar un trabajo de artesanía. O puede ser el placer mental que viene de disfrutar de la belleza de la naturaleza o de la lectura de un libro o la satisfacción espiritual de la meditación o la oración.

**Busque modelos positivos.**

Mejorará cuando vaya encontrando otras personas con fibromialgia que han hecho los ajustes positivos a su vida con una enfermedad a largo plazo. Estas personas proporcionan inspiración e ideas prácticas para la adaptación exitosa. También, compartir con otras personas con fibromialgia es más apropiado que la comparación con personas sanas.

**Promover la aceptación familiar.**

La construcción de una nueva vida es difícil, si la familia y amigos no colaboran y tienen expectativas poco realistas de sus habilidades. Educarlos acerca de su enfermedad y sus limitaciones es una base para la adaptación positiva. Todos los miembros de la familia tienen que aceptar una "nueva realidad".

Karim A Nesr

## REMEDIOS NATURALES QUE LE VAN A AYUDAR

A continuación, le voy a dar una serie de remedios naturales muy efectivos para mejorar su salud. Son remedios conocidos y empleados desde hace muchísimo tiempo y con muy buenos resultados. Nuestros antepasados conocían en profundidad los efectos beneficiosos de gran cantidad de hierbas, plantas y preparados naturales y los empleaban con mucha efectividad en sus dolencias.

La investigación nos ha ayudado a conocer a fondo sus propiedades y beneficios en nuestra salud, de hecho, la medicina moderna los emplea como principio activo o sintetizado en muchos preparados farmacéuticos que les interesan mucho más económicamente para mantener sus beneficios. Pero con una buena información nosotros podemos recurrir a ellos muy fácilmente y empleándolos correctamente obtendremos unos resultados magníficos sin muchos de los inconvenientes de los preparados farmacéuticos que en muchos casos crean adicción y contienen ingredientes que mejorando una dolencia crean otra distinta, fastidian el hígado, riñones y dañan el organismo a largo plazo.

Además, hoy hay nuevas enfermedades surgidas de los grandes cambios que hemos hecho en nuestra alimentación, en nuestro modo de vida y gracias a las nuevas exigencias laborales. La contaminación, el estrés, el nuevo modelo de alimentación con alimentos procesados y nuevos procesos de producción acelerada, la vida sedentaria y alejada de la naturaleza han traído con ellas enfermedades desconocidas hasta ahora y han agravado muchas de las ya existentes para las que la industria farmacéutica crea más y más compuestos químicos que atacan lo bueno y lo malo que hay en nuestro organismo creando adicciones y dañando partes sanas al tratar la enfermedad.

En muchos casos en vez de curar lo que hacen es cronificar la enfermedad no olvidemos que es una industria que busca ganancias económicas y aumentar sus beneficios. Un paciente que sana tardará en volver a necesitar la medicina, un paciente crónico volverá a por ella cada semana.

Sin enfermos no hay negocio ni ganancias y estas industrias no se caracterizan por perder dinero. No quiero decir que todos los medicamentos sean malos o que debamos eliminar su uso para que esta industria no gane dinero a costa de nuestra enfermedad, pero sí que debemos poner mucha atención y utilizar lo que nos resulte beneficioso, no nos cause perjuicio y no podamos obtener de un modo natural.

La medicina "oficial" por su parte ha dado la espalda a sus orígenes, hay que recordar que la medicina nació en el primer momento que se utilizaron los beneficios de una planta para combatir un mal.

Muchos médicos hoy han olvidado esto y reniegan de cualquier tipo de medicina que no esté fabricada por cualquiera de las multinacionales farmacéuticas. No quieren o se niegan a considerar los beneficios conocidos hace ya mucho de infinidad de plantas, aunque los productos que recetan estén basados en sus principios activos, si no está encapsulado, envasado y comercializado por una farmacéutica con sus múltiples estudios y experimentos no es bueno, las plantas medicinales no causan muchos de los problemas de toxicidad o adicción que los medicamentos que se comercializan y recetan, siempre y cuando se usen adecuadamente.

**Las plantas no tienen tantos efectos secundarios ni suelen ser tan adictivas como las drogas recetadas para aliviar el dolor crónico.**

Usted puede tener suerte y dar con un médico que recomiende en primer lugar tratamientos naturales y se reserve los compuestos químicos para cuando sean realmente necesarios. Si es así enhorabuena, si no, hable con su médico sobre posibles tratamientos naturales para usted, a veces el profesional se encuentra que la mayoría de los enfermos que visita rehúyen los tratamientos naturales por no considerarlos efectivos y tienen la idea errónea de que un producto químico comprado en una farmacia será mucho más beneficioso para ellos. Según la respuesta de su médico usted puede valorar contactar con algún profesional de la medicina natural que le oriente sobre el uso de las diferentes plantas medicinales que le pueden ayudar. Él le guiará en la elección, le recomendará diferentes mezclas, su uso en infusiones o en otras formas y las dosis adecuadas para usted.

Karim A Nesr

# PLANTAS

## Hipericón. (Hipérico)

Hypericum perforatum es una planta medicinal con múltiples aplicaciones. Por ejemplo, su aplicación tópica sirve para acelerar la cicatrización de las heridas.

Sin embargo, las propiedades de esta hierba que más han atraído a los investigadores se vinculan con su uso tradicional para el tratamiento de la depresión leve a moderada y la ansiedad. Esta indicación ha sido validada en las últimas décadas por las agencias de salud de algunos países como Alemania, donde ha sido incluida en la farmacopea oficial y se prescribe ampliamente con ese propósito terapéutico.

Cuando el hipérico se utiliza como medicamento Fito terapéutico, generalmente se administra en forma de extractos estandarizados, con concentraciones fijas de los principios activos a los cuales se atribuyen los efectos farmacológicos; se estima que el más importante de éstos es la hipericina, aunque estudios recientes reportan una mayor actividad de la hiperforina. Esta conclusión se basa fundamentalmente en un ensayo con resultado negativo llevado a cabo por el Centro Nacional de Medicina Complementaria y Alternativa de los Estados Unidos. Para este fin (tratamiento de la depresión) la hierba de San Juan puede conseguirse en diversas presentaciones: como hierba, como gragea o cápsula, en bolsas de té o en tinturas.

**Limitaciones para su indicación.**

La administración de los extractos de esta hierba es motivo de debate. Aunque existe evidencia limitada que sugiere su eficacia y seguridad, no ha sido evaluada sistemáticamente en lo que respecta a la incidencia de efectos secundarios e interacciones con otras drogas, con los riesgos que esto conlleva. Aun así, se menciona que, en el caso de algunos tratamientos, reduce su efecto como en los tratamientos para personas con VIH.

La fotosensibilidad es el principal riesgo de toxicidad, siendo de tipo primaria puesto que se produce por absorción digestiva de la planta, pero en raras ocasiones pueden aparecer trastornos gastrointestinales, cansancio o intranquilidad.

Karim A Nesr

# Uña de gato

Si bien la uña de gato fue conocida y utilizada por los yaneshas y ashánicas de la selva central del Perú para la cura de enfermedades comunes, se sabe que su uso como planta medicinal fuera del ámbito indígena es reciente, remontándose a escasos treinta o cuarenta años.

La historia de su descubrimiento científico data de 1830, año en que fuera descrita por primera vez como especie. Sin embargo, no fue hasta los años cincuenta cuando el naturalista alemán Arturo Brell llevó a cabo los primeros estudios sistemáticos de la especie a partir de plantas recolectadas en la selva central peruana.

El descubrimiento científico de la uña de gato como planta medicinal y su posterior difusión en todo el mundo como "planta cura todo" se inicia bastante más tarde.

No existen ensayos clínicos publicados en revistas científicas que demuestren un efecto benéfico del uso de esta planta en medicina occidental, pero sin embargo ha sido usado de manera empírica en diferentes condiciones médicas:

- Dolores por reumatismo.
- Dolores de muelas.
- Inmunodeficiencia VIH o sida.
- Normalización de algunas funciones del sistema inmune.
- En casos de infecciones de toda índole.
- Úlceras y tumores.
- Coagulación de la sangre.
- En enfermedades degenerativas como: cáncer (tracto genital femenino, broncopulmonar y gástrico) y tumores.
- Procesos virales.
- Irregularidades del ciclo menstrual.
- Gonorrea.
- Debilidad general y en la convalecencia.
- Diabetes.
- Heridas profundas.
- Hemorroides y fístulas.

## Harpagofito

Propiedades / Actividad farmacológica.

Inhibe, dependiendo de la dosis, las dos vías de biosíntesis de los eicosanoides, la ciclooxigenasa y la lipoxigenasa, estimulando la recuperación por traumas o dolores, pues posee actividad antiinflamatoria y analgésica, aplicando el extracto de la planta como tintura o apósito. El extracto acuoso es más potente que los componentes por separado, lo que podría explicarse por sinergia.

Se usa en forma de infusiones o cápsulas en artritis e inflamación de las articulaciones como coadyuvante (antirreumático).

Calma los dolores típicos de la gota.

También se le atribuye poder colerético, estimulante del apetito y analgésico débil.

Tiene efecto depurativo y disminuye el colesterol.

Calma los espasmos intestinales.

Puede causar diarrea y se contraindica si existe úlcera gastroduodenal úlcera y diabetes.

# Noni

En el noni se encuentran diversos compuestos químicos: iridoides, terpenos, triterpenos, esteroles, flavonoides, lignanos, esteroides, de ácidos grasos con azúcar, vitaminas y minerales. Entre ellos encontramos escopoletina, damnacantal, xeronina, ácido ascórbico, ácido linoleico, caprílico, ácido caproico, glucopiranosas, acubina, asperulósido, quercetina, hierro, zinc y selenio entre otros.

Utilización.

Pese a su intenso olor, el noni se consume en situaciones de hambruna; en varias islas del Pacífico forma parte integrante de la dieta nativa, sea crudo o cocido. Las semillas también se emplean tostadas. De la raíz y la corteza se extraen tintes de color rojo, púrpura y amarillo.

Más rara que la apariencia y el olor del noni es su larga historia de usos medicinales eficaces por los aborígenes. Los sanadores tradicionales polinesios empleaban todas las partes de la planta del noni, flores, corteza, raíces y especialmente, el fruto para tratar problemas de salud que iban desde las aftas hasta el reumatismo. Las lombrices intestinales, fiebres y las infecciones de la piel eran algunas de las enfermedades más comunes tratadas con esta panacea polinesia.

En Asia y el Pacífico, las hojas, flores, frutos y corteza se emplean como tónicos, antipiréticos y descongestivos del tracto respiratorio. El emplasto de las hojas se utiliza en Malasia para la tos, y el zumo de estas se aplica como tópico para la artritis en Filipinas.

En Occidente se comercializa como suplemento dietético para estos y otros usos, incluyendo incluso el tratamiento del cáncer. Aunque no se cuenta con estudios científicos que avalen su efectividad, el jugo, en concentración del 10% en el medio de cultivo, inhibió la iniciación capilar en explantes de tumores mamarios humanos y en explantes tumorales. El jugo tuvo un efecto antioxidante que fue comparable con el producido por vitamina C, polvo de semilla de uva (harina de uva) y picnogenol en dosis equivalentes a las diarias recomendadas en los Estados Unidos. Estos resultados hicieron que los investigadores sugirieran que pudiera contribuir a prevenir el cáncer.

El extracto alcohólico de hojas tiernas mostró actividad antihelmíntica (in vitro) contra Ascaris lumbricoides humano.

Ha sido estudiada la actividad como antibióticos de los compuestos extraídos de esta planta. Un extracto de etanol crudo y fracción de hexano de Morinda citrifolia, mostró una pronunciada actividad antituberculosa.

El noni parece tener algún efecto neuro protector, regulando neurotransmisores como la noradrenalina, serotonina y norepinefrina.

La información científica disponible no permite validar los usos y la seguridad del empleo tradicional de Morinda citrifolia, porque está limitada a estudios preclínicos farmacológicos; al mismo tiempo, las investigaciones toxicológicas que respaldan la seguridad de su consumo son insuficientes, de acuerdo con una revisión de la literatura científica disponible en red efectuada en 2004.

Una revisión semejante, efectuada en Suiza en 2006 por investigadores del Instituto de Biología Farmacéutica de la Universidad de Basilea, concluyó que aún no se cuenta con datos clínicos confiables sobre buena parte de los beneficios y las propiedades terapéuticas que se le atribuyen a la Morinda citrifolia. Sin embargo, los investigadores hacen notar que algunas actividades interesantes del noni, como su posible efecto anti angiogénico (es decir, supresor de la vascularización de tumores malignos) merecen mayor investigación.

Una revisión más reciente, efectuada en 2009, concluyó que la Morinda citrifolia tiene en su composición principios activos tales como la xeronina, que le confieren prometedoras propiedades farmacoterapéuticas antioxidantes, analgésicas, sedantes y antineoplásicas.

Karim A Nesr

En la medicina tradicional china, las raíces, conocidas como Ba Ji Tian, se han utilizado para tratar el dolor abdominal, la impotencia, y trastornos menstruales.

## Própolis

El Própolis o propóleo es una sustancia que las abejas obtienen de los árboles y que al llegar a la colmena la transforman en un producto que usan para sellar, reparar y proteger la colmena de agentes infecciosos.

El própolis es utilizado en medicina desde los antiguos egipcios que lo utilizaban para embalsamar momias o los griegos que lo utilizaban como desinfectante de heridas y antibiótico para abscesos en la piel.

Propiedades probabas científicamente.

Hay multitud de ensayos sobre el propóleo que lo relacionan con un retraso en la evolución del cáncer de pecho, como protector de los vasos sanguíneos, como estimulante de las defensas, etc.

La evidencia médica ha demostrado que el própolis tiene las siguientes propiedades:

-Propiedades antivíricas.
Es muy eficaz contra el virus del "Herpes Simplex"
En el virus de la gripe no hay estudios clínicos concluyentes y no puede afirmarse que ayude a eliminar el virus.

-Propiedades cicatrizantes.
-Propiedades antibióticas.
-Propiedades antiinflamatorias.
-Propiedades antifúngicas.

Además, el propóleo contiene polen en su composición, que es un poderoso antioxidante y contiene vitaminas B, C y E.

Pero su administración está contraindicada para alérgicos al pólen.

Karim A Nesr

El própolis ha demostrado ser un poderoso aliado para aliviar y ayudar a tratar:
-Aftas y heridas bucales.
-Herpes Simplex, tanto labial como genital.
-Mucositis oral (inflamación de la mucosa).
-Gingivitis.
-Acelera la recuperación de cirugías orales.
-Infecciones en la garganta.
-Infecciones bucales.
-Inflamación de las cuerdas vocales.

## Equinácea. (Echinacea)

Se usa por vía externa tópica para el tratamiento de úlceras, llagas, heridas y otras afecciones, no solamente de la piel.

Es un estimulante inmunitario potenciador de las defensas contra enfermedades infecciosas e infecciones víricas como catarros y gripe. Inmunoestimulante (aumenta las defensas inespecíficas), activa la formación de leucocitos; bacteriostático, bloquea la hialuronidasa, con lo que impide que se extiendan las infecciones, favoreciendo la curación de las heridas. Antitérmico, antiinflamatorio, antiviral, aperitivo, digestivo, colerético, sialagogo, diaforético.

Ninguna de las propiedades arriba descritas ha sido comprobada fehacientemente y, en consecuencia, su uso terapéutico debe recomendarse con precaución, en particular por vía parenteral. Y eso a pesar de su venta libre en el comercio naturista, solo o mezclado con otros componentes herbales como, por ejemplo, el tomillo que tiene virtudes antisépticas, entre otras.

Muy útil en la profilaxis y tratamiento complementario de afecciones respiratorias: gripe, resfriado común, faringitis, rinitis, sinusitis, bronquitis. La tintura, se emplea, en forma de colutorios en abscesos dentarios y en baños, pomadas o compresas sobre quemaduras, heridas purulentas, forúnculos, acné, inflamaciones o ulceraciones dérmicas.

Está contraindicado durante el embarazo, lactancia, hepatopatías. Y se recomienda no emplear en: Tuberculosis, colagenopatías, esclerosis múltiple, síndrome de inmunodeficiencia adquirida y otros desórdenes inmunológicos.

En todos estos casos, es necesario que un médico evalúe la conveniencia de su administración y supervise el tratamiento.

# Bardana

Las raíces secas de bardana contienen mucílagos, compuestos de acetileno sulfurosas, poli acetilenos y amargo guaianolide de tipo constituyentes. Se utiliza en la medicina popular occidental como diurético, diaforético y un agente purificador de la sangre.

Estudios del siglo XIX sugieren que esta planta medicinal también ha sido utilizada por la tribu Ojibwa, y hoy en día, en forma de té para el tratamiento alternativo de algunos tipos de cáncer. Como un macerado oleoso, es un componente de los cosméticos naturales, champús y productos de cuidado del cabello. Otras partes de la planta se utilizan para prevenir la calvicie y para tratar la artritis reumatoide, infecciones de la piel, acné, forúnculos, picaduras, eczema, herpes, impétigo, erupciones, la tiña, dolor de garganta, la ciática, como un tónico y laxante suave, entre otros usos.

Las semillas contienen arctigenina, que ha mostrado efectos nootrópicos en ratones y se emplean en la medicina tradicional china en especial para enfermedades de la piel y en las fórmulas de resfriado/gripe, bajo el nombre niubangzi.

La arctiina y su aglicona, arctigenina han demostrado (in vitro) potentes actividades antivirales contra el virus de influenza A en ratones. La arctiina se transforma en un número de metabolitos estrogénicos por bacterias intestinales humanas. La arctigenina ha demostrado actividad antinflamatoria in vitro. Las semillas han mostrado alguna actividad anticancerígena.

## Diente de león

Es una planta depurativa, indicada para purificar el organismo de elementos tóxicos. Puede actuar en el hígado, riñón y la vesícula biliar, y con su efecto diurético evita la aparición de piedras en el riñón. También es un tónico digestivo contra el estreñimiento y la resaca de alcohol. Para uso tópico es eficaz para limpiar las impurezas de la piel, acné, urticaria. Estas propiedades son por su contenido de inulina, ácidos fenólicos, sales minerales, entre otras sustancias que aportan beneficios en la piel.

En algunos periodos de escasez, la raíz seca se ha utilizado como sustituto de la achicoria, que a su vez era sustituto del café. Sus hojas silvestres o cultivadas son comestibles, se prefieren las que son jóvenes y tiernas para ensaladas mientras que las maduras al ser más amargas se consumen cocidas, aunque está sin confirmarse la existencia de cultivos para este fin.

Se habla de una taraxoterapia en cuanto al uso medicinal de esta planta; en medicina popular es usado para diversas recetas y composiciones con otros Fito remedios, principalmente como: hepático / biliar, antirreumático, espasmolítico, anaflogístico, diurético, antidiscrático.

En fitoterapia (herbolaria) se usa también los principios activos puros mediante infusiones o decocidos, principalmente para inapetencia, indigestión y disturbios hepáticos.

Sus hojas contienen gran cantidad de vitamina A, C, hierro, y contiene más hierro y calcio que las espinacas u otras hortalizas.

Karim A Nesr

## Ginkgo biloba

Desde hace siglos, o quizás milenios, se ha utilizado por sus acciones terapéuticas, especialmente por la medicina tradicional china, y las hojas del árbol se usan en la herbolaria moderna.

De las hojas del ginkgo se obtiene un extracto que posee flavonoides (ginkgoloides y heterósidos) que al ingerirse aumentan la circulación sanguínea central y periférica, y como consecuencia se hace más eficiente la irrigación de los tejidos orgánicos.

Esto beneficia a las personas en edad madura, ya que sus organismos pierden capacidad para irrigar adecuadamente los tejidos (especialmente el cerebro y eso provoca la pérdida de memoria, cansancio, confusión, depresión y ansiedad). El consumo de Gingko aminora estos síntomas y además hace más eficiente la irrigación en el corazón y las extremidades.

Hay investigaciones que muestran que estos flavonoides tienen "función antiagregante", es decir, reducen la tendencia de las plaquetas a aglutinarse, reduciendo así la tendencia a la formación de coágulos en las venas y arterias y por lo tanto disminuyendo el riesgo de una trombosis. Por su función antiagregante estos flavonoides ayudan en la recuperación de accidentes cerebrovasculares y crisis cardíacas.

Además, estos flavonoides también son efectivos en neutralizar radicales libres que están implicados en el proceso del envejecimiento. De hecho, tienen una función oxigenadora a nivel cerebral ya que aumentan la utilización de la glucosa y la producción del adenosín trifosfato. Estudios más recientes intentan demostrar también la eficacia del ginkgo en el tratamiento de la fibrosis pulmonar.

Sin embargo, los estudios que se están realizando sobre el uso del ginkgo como coadyuvante en el tratamiento del mal de Alzheimer, la demencia senil y el Parkinson no van en este sentido. Steven DeKosky y colaboradores publicaron en la

Journal of the American Medical Association (JAMA) los resultados de un estudio realizado con casi 3.100 adultos mayores de 75 años. En general, el índice de demencia entre los que tomaban ginkgo fue de 3.3 por 100 personas-años de seguimiento, frente a 2.9 por 100 personas-años en el grupo del placebo. En las conclusiones destaca que, ante la ausencia de eficacia, se debería tener bastante cuidado respecto a tomar un fármaco de cualquier manera, y no hemos visto aquí ninguna evidencia de ventajas potenciales, y hay ciertos motivos para preocuparse de su uso a largo plazo. Otro estudio francés similar publicado en la revista The Lancet en 2012 corrobora que la eficacia del ginko para prevenir la enfermedad de Alzheimer no es superior al placebo.

Curiosidades.

Un año después del estallido de la bomba de Hiroshima, en la primavera de 1946, a cerca de un kilómetro de distancia del epicentro de la explosión, un viejo Ginkgo destruido y seco empezó a brotar, mientras que un templo construido frente al mismo fue arrasado por completo.

Para Hiroshima se transformó en símbolo del renacimiento y objeto de veneración, por lo que se le llama "portador de esperanza". El árbol fue documentado y fotografiado como el ginkgo de la bomba atómica de Hosenbo en Hiroshima. Después del desastre se despertó la curiosidad en la ciencia médica por estudiar las propiedades curativas del Ginkgo biloba.

El botánico alemán Engelbert Kaempfer (1651-1716) estaba en Japón trabajando para la compañía de las Indias Orientales cuando, en 1691, descubrió ejemplares de ginkgo vivos. Los describió en su obra Amoenitatum exoticarium, publicada en 1712. Más tarde llevó semillas de ginkgo a Holanda y en el jardín botánico de Utrech se plantó uno de los primeros ginkgos de Europa, que todavía está allí.

# REGENERADORES

## Coenzima Q-10

Deficiencia y toxicidad.

Hay dos factores principales que llevan a la deficiencia de CoQ10 en los seres humanos: biosíntesis reducida y el aumento de la utilización por el cuerpo. La biosíntesis es la principal fuente de CoQ10. La biosíntesis requiere al menos 12 genes, y mutaciones en muchos de ellos causa deficiencia de CoQ10. Los niveles de CoQ10 también pueden ser afectados por otros defectos genéticos (tales como mutaciones del ADN mitocondrial, ETFDH, APTX, FXN, y BRAF, genes que no están directamente relacionados con el proceso de la biosíntesis de CoQ10), mientras que el rol de las estatinas es controvertido. Algunas condiciones de enfermedades crónicas (cáncer, enfermedades del corazón, etc.) también se cree que reducen la biosíntesis y aumentan la demanda de CoQ10 en el cuerpo, pero no existen hasta ahora datos concretos que apoyen estas afirmaciones.

La toxicidad no se observa generalmente con altas dosis de CoQ10. Se encontró que una dosis diaria de hasta 3600 mg. fue tolerada por personas sanas como también enfermas. Sin embargo, algunos efectos adversos, principalmente gastrointestinales, se reportan con el consumo elevado. El método de evaluación del riesgo "nivel seguro observado" (NSO) indicó que la evidencia de seguridad es fuerte en la ingesta de hasta 1.200 mg/día, y este nivel se identifica como el NSO.

Inhibición por estatinas y bloqueadores beta.

La CoQ10 comparte una ruta biosintética con el colesterol. La síntesis de un precursor intermediario de la CoQ10, el mevalonato, es inhibida por algunos beta-bloqueadores, medicamentos para disminuir la presión arterial, y las estatinas, una clase de medicamentos para reducir el colesterol. Las estatinas pueden reducir los niveles séricos de CoQ10 hasta en un 40%. Algunas investigaciones sugieren la opción lógica de la suplementación con CoQ10 como un complemento de rutina para cualquier tratamiento que podría reducir la producción endógena de CoQ10, basado en un equilibrio de probable beneficio contra un riesgo muy pequeño.

Suplementación.

La coenzima Q10 no está aprobada por organismos oficiales para el tratamiento de ninguna enfermedad. Se vende como un suplemento dietético. Los suplementos no están regulados como medicamentos sino como alimentos. La fabricación de CoQ10 no está regulada y diferentes lotes y marcas podrían variar significativamente su contenido real de coenzima.

Un análisis de laboratorio del 2004 por ConsumerLab.com encontró que no todos los suplementos de CoQ10 en el mercado contenían la cantidad identificada en la etiqueta del producto. Las cantidades variaban desde "CoQ10 no detectable" hasta un exceso del 75%. Tod Cooperman presidente de ConsumerLab.com declaró: "Cuando un paciente puede pasar de dosis cero a 175% de la dosis con sólo cambiar de marca, existe la posibilidad de un problema real ..."

La coenzima Q10 es generalmente bien tolerada. Los efectos secundarios más comunes son síntomas gastrointestinales (náuseas, vómitos, supresión del apetito y dolor de estómago), erupción cutánea y dolor de cabeza.

La CoQ10 puede mejorar algunas medidas relativas a la calidad del esperma.

Karim A Nesr

Se ha encontrado que la suplementación con CoQ10 tiene un efecto beneficioso sobre la condición de algunos pacientes con migrañas. Esto se basa en la teoría de que las migrañas son un trastorno mitocondrial, y que la disfunción mitocondrial puede ser mejorada con la coenzima QoQ10La guía de la Sociedad Canadiense de Cefalea para la profilaxis de la migraña recomienda, que 300 mg. de CoQ10 podría servir como una opción para la profilaxis de la migraña.

La CoQ10 se ha usado rutinariamente para tratar la degradación muscular.

No se han realizado grandes ensayos clínicos bien diseñados de CoQ10 en el tratamiento del cáncer. Para El National Cáncer Institute los pocos estudios pequeños que se han hecho afirmando que "por la forma en que se realizan los estudios y la cantidad de información reportada no dejan claro si los beneficios fueron causados por la CoQ10 o por otra cosa". La Sociedad Americana del Cáncer concluyó que "la CoQ10 podría reducir la eficacia de la quimioterapia y radioterapia, por lo que la mayoría de los oncólogos recomendaría evitarla durante el tratamiento del cáncer."

Se cree que la suplementación con coenzima QQ10 podría beneficiar a las personas con la enfermedad de Parkinson, aunque no hay estudios al respecto.

## Metil Sulfonil Metano (MSM)

Metilsulfonilmetano es un compuesto que está constituido por compuestos de azufre y orgánicos. En forma natural está presente en la leche, frutas y verduras. Químicamente, está representado por la fórmula (CH3) SO2. Tiene un alto contenido de azufre y se toma por vía oral. Se puede tomar junto con glucosamina o condroitina para obtener mejores resultados. La proteína en la dieta es una rica fuente de azufre.

Metilsulfonilmetano (MSM) es eficaz en el tratamiento y la prevención de diversos problemas de salud.

Se utiliza para tratar a pacientes que padecen osteoartritis, artritis reumatoide, artrosis... aliviando los síntomas y reduce la inflamación de los músculos y las articulaciones. Es eficaz en el tratamiento de la rinitis alérgica estacional o fiebre del heno. También es útil para el tratamiento de colesterol alto, hipertensión y algunos problemas relacionados con la piel como arrugas, estrías, etc.

Algunos de los efectos secundarios que han sido observados son diarrea, fatiga, náuseas, mareos, insomnio y dolor de cabeza. En caso de que alguno de estos efectos se presente hay que cancelar el tratamiento y consultar con un médico. También se pueden presentar reacciones alérgicas cómo picor, erupciones o problemas respiratorios.

Aún no hay estudios que confirmen que el metilsulfonilmetano es seguro para todo el mundo. Y es conveniente evitar su uso si está embarazada, dando el pecho o tiene alguna alergia alimentaria, a los colorantes o conservantes.

Al no ser un medicamento sino un suplemento alimentario no está sujeto a las normas y regulaciones de estos y es conveniente tener precaución a la hora de adquirirlo y tomarlo, busque un fabricante reconocido y un terapeuta que le asesore y oriente en su administración y control.

Karim A Nesr

Tenga también en cuenta que no hay estudios sobre las posibles interacciones con medicamentos, hierbas medicinales o suplementos vitamínicos, siendo conveniente consultar con un médico cualquier síntoma o novedad en su estado.

# Condroitina

El condroitín sulfato está considerado como Fármaco de Acción Sintomática Lenta para la Artrosis (SYSADOA, Symptomatic Slow Acting Drug for Osteoarthritis) en más de 22 países europeos, mientras que en Estados unidos es regulado por la FDA (Food and Drug Administration) como suplemento nutricional. Asimismo, el condroitín sulfato también se usa en medicina veterinaria para el tratamiento de las patologías articulares de animales como perros, gatos y caballos.

Como fármaco, el condroitín sulfato pertenece al grupo de antiinflamatorios y antirreumáticos no esteroideos.

El condroitín sulfato se extrae principalmente de cartílago bovino, porcino o marino. El método de la extracción incluye un tratamiento proteolítico seguido de una separación específica y una purificación. El condroitín sulfato usado en la

mayoría de estudios se extrae de tráquea bovina (95% de pureza), siendo el mismo que el utilizado en los ensayos clínicos, y, por lo tanto, del que se conoce mejor su eficacia y seguridad a nivel clínico.

Dependiendo del origen de la especie animal de la que se extrae el condroitín sulfato (origen terrestre o marino), muestra diferentes proporciones de sulfato en posición 4 o sulfato en posición 6 así como diferentes medias de masa molecular.

La dosis oral de condroitín sulfato en ensayos clínicos en humanos es de 800 - 1.200 mg/día.

La indicación clínica de condroitín sulfato es el tratamiento sintomático de la artrosis. El condroitín sulfato se presenta en dosis de 800 mg/día (2 x 400 mg cápsulas), preferentemente en una dosis (2 cápsulas a la vez) y se toma durante al menos 3 meses. No obstante, en pacientes con sintomatología inflamatoria importante, está indicado empezar con una dosis de 1200 mg/día (3 x 400 mg cápsulas al día en una sola toma o en dos dosis) durante las primeras 4 a 6 semanas para seguir con 800 mg/día hasta completar el período de administración de al menos 3 meses.

En ningún estudio clínico llevado a cabo con condroitín sulfato se han identificado efectos adversos graves ni sobredosis de dicho producto.

Varios estudios farmacocinéticos llevados a cabo en humanos y en animales señalan que el condroitín sulfato se puede absorber oralmente y que la biodisponibilidad de condroitín sulfato oscila entre un 15 y un 24% de la dosis administrada por vía oral. Tras la administración oral de condroitín sulfato, la concentración máxima de condroitín sulfato en sangre se alcanza en unas 4 horas.

El condroitín sulfato es una sustancia natural endógena presente en la matriz extracelular de muchos tejidos del cuerpo, entre ellos el cartílago, y no presenta interacciones con otros medicamentos ya que no es metabolizado por el citocromo P450. Los estudios de toxicidad (aguda, subaguda y crónica), mutagenicidad (potencial de provocar mutaciones), carcinogénesis (producción de cáncer) y de toxicidad sobre la reproducción, efectuados con condroitín sulfato, han dado en todos los casos resultados negativos.

Los resultados de estudios clínicos publicados con una duración aproximada de 6 a 40 meses en un número limitado de pacientes han mostrado una total ausencia de toxicidad de condroitín sulfato administrado oralmente en dosis de 1 a 2 g al día.

El condroitín sulfato ha sido ampliamente usado como tratamiento sintomático para la artrosis en Europa durante más de 20 años: en Suiza (desde 1983), en Italia (1990), en Francia (desde 1993), en Italia y Austria (desde 1994), en Suiza (desde 1996) y en Portugal (desde 2000), así como en varios países de la Europa del Este. En España este producto lleva comercializado desde 2003. Durante estos años, los estudios de farmacovigilancia jamás han revelado ningún efecto tóxico importante en el hombre resultante de la utilización de este compuesto.

Por otro lado, tampoco se ha detectado ningún efecto grave derivado del uso de condroitín sulfato tanto a corto como a largo plazo en Estados Unidos, donde lleva mucho tiempo comercializado como complemento nutricional.

Las últimas recomendaciones de la Liga Europea Reumatológica (EULAR) para el tratamiento de la artrosis de rodilla hacen referencia a su elevado perfil de seguridad. En una escala del 0 al 100, se le atribuye un nivel de toxicidad de 6, por lo que constituye uno de los fármacos más seguros, junto al sulfato de glucosamina, para el tratamiento de la artrosis.

La ausencia de problemas graves derivados del uso de este medicamento en el tratamiento de la artrosis, como los que presentan los antiinflamatorios no esteroideos y los analgésicos (problemas de tipo gastrointestinal, renal, cardiovascular, etc.), es una de las razones por las que cada vez más este producto se presenta como una alternativa muy segura para manejar una patología que es de tipo crónico, donde muchos de los pacientes presentan enfermedades concomitantes como la diabetes y la hipertensión, y además suelen estar polimedicados.

La acción terapéutica del condroitín sulfato en pacientes artrósicos es debida a su efecto beneficioso sobre el desequilibrio metabólico ocurrido en el cartílago artrósico. Los mecanismos de acción del condroitín sulfato están descritos para los tres niveles de la articulación: cartílago, membrana sinovial y hueso subcondral. A nivel del cartílago, este fármaco actúa favoreciendo la síntesis de proteoglicanos, ácido hialurónico y colágeno II; y por otro lado disminuyendo la actividad catabólica de los condrocitos inhibiendo algunas enzimas proteolíticas (MMP-3, MMP-9, MMP-13, MMP-14, colagenasa, elastasa, fosfolipasa A2, NAG, catepsina B, agrecanasa 1), la formación de otras sustancias que dañan el cartílago (óxido nítrico y radicales libres) y reduciendo la apoptosis. Además, está descrita una actividad antiinflamatoria a nivel de los componentes celulares de la inflamación. A nivel de la membrana sinovial, el condroitín sulfato actúa estimulando la síntesis de ácido hialurónico, y reduciendo la inflamación y el derrame articular. A nivel del hueso subcondral, se ha descrito en un trabajo reciente que el condroitín sulfato ejerce un efecto positivo sobre el desequilibrio óseo ocurrido en el hueso subcondral artrósico.

Karim A Nesr

Diversos ensayos clínicos controlados llevados a cabo con condroitín sulfato para evaluar su eficacia en el tratamiento de la artrosis comparado con placebo o con antiinflamatorios, han demostrado que este producto es beneficioso para el alivio del dolor y la mejoría de la incapacidad funcional en estos pacientes, así como la reducción de la hinchazón y el derrame articular, todos ellos síntomas característicos de esta patología. Los datos disponibles muestran que, aunque el efecto clínico de este producto tarda entre 2 o 3 semanas en aparecer, puede alcanzar una eficacia global parecida a la de los antiinflamatorios y además su efecto perdura hasta 2 meses después de la finalización del tratamiento.

En la membrana sinovial, el condroitín sulfato puede disminuir de forma significativa la hinchazón y el derrame articular, lo que representa un beneficio significativo teniendo en cuenta que la prevalencia de la sinovitis se ha estimado en un 50% de la población que padece artrosis.

Hay algunos estudios que demuestran la eficacia de este fármaco en otras articulaciones, como en dedos y manos.

Recientemente, se ha publicado en la revista Osteoarthritis and Cartilage (Möller et al, 2010) un ensayo clínico en el que se evaluó la eficacia de condroitín sulfato frente a placebo en 129 pacientes afectados por artrosis de rodilla y psoriasis en placas. En dicho ensayo clínico, doble ciego y distribuido aleatoriamente, condroitín sulfato redujo la sintomatología de la enfermedad artrósica (dolor e incapacidad funcional) tras 3 meses de tratamiento. En este mismo ensayo clínico también se observó una reducción mayor en el consumo de paracetamol como medicación de rescate en el grupo de pacientes que estaban tomando condroitín sulfato comparado con el grupo placebo.

Eficacia del CS en el tratamiento modificador del curso de la artrosis (efecto condroprotector del CS):

El estudio STOPP (del acrónimo inglés Study on Osteoarthritis Progression Prevention), publicado en la revista Arthritis & Rheumatism (Kahan et al, 2009), se realizó para establecer si el condroitín sulfato podría mejorar los síntomas y retrasar la degradación de la estructura articular durante 2 años de seguimiento en pacientes con artrosis de rodilla. Se trata de un ensayo clínico internacional, aleatorizado, doble ciego y controlado con placebo, realizado en Francia, Bélgica, Suiza, Austria y Estados Unidos, en el que incluyeron 622 pacientes (309 CS; 313 Placebo). El parámetro de evaluación principal fue la modificación de la anchura del espacio mínimo articular del compartimento medio de la articulación tibio femoral en la que la valoración del se hizo mediante radiografías postero anteriores que se obtuvieron al inicio del estudio, a los 12, 18, y 24 meses. En el análisis por intención de tratar, el porcentaje de pacientes con progresión radiográfica (anchura del espacio mínimo articular de ≥0.25 mm) fue significativamente reducido en el grupo CS en comparación

con el grupo placebo (28% vs. 41%; $p<0.0005$). El estudio demostró que la administración a largo plazo de CS durante 2 años puede prevenir la degradación de la estructura articular en pacientes con artrosis de rodilla. CS redujo el dolor en comparación con el placebo, confirmando su efecto sintomático para el tratamiento de la artrosis y también confirmó una vez más su excelente perfil de seguridad.

Recientemente se ha publicado en la revista Annals of the Rheumatic Diseases ARD, un ensayo clínico que ha sido llevado a cabo por el grupo del Prof. Jean-Pierre Pelletier de la Universidad de Montreal (Canadá), que evalúa el efecto de condroitín sulfato en la artrosis de rodilla mediante Resonancia Magnética Nuclear (RMN), técnica objetiva de imagen. Dicho ensayo clínico, multicéntrico, aleatorizado y doble ciego, se llevó a cabo en 70 pacientes artrósicos con sinovitis que fueron tratados con condroitín sulfato o placebo durante 6 meses, seguidos de un período abierto de 6 meses en el que los pacientes de ambos grupos recibieron condroitín sulfato 800 mg/día. Los pacientes que recibieron tratamiento con condroitín sulfato durante 12 meses presentaron una reducción significativa de la pérdida de volumen de cartílago en el compartimento lateral de la rodilla en el mes 6 ($p=0.015$) y 12 ($p=0.004$) evaluado por RMN. Dichos pacientes también presentaron una reducción de las lesiones del hueso subcondral en el mes 12 ($p=0.0035$ en el compartimento lateral). A su vez, los pacientes del grupo condroitín sulfato que recibían tratamiento concomitante con AINE presentaron una reducción significativa del grosor de la membrana sinovial frente al placebo ($p=0.029$), así como una menor incidencia de la hinchazón ($p=0.092$)

en el mes 6. En conclusión, los resultados de este estudio indican que condroitín sulfato puede retrasar la progresión de la enfermedad.

Cuatro años después se localizaron 57 de los 70 pacientes y se les preguntó si habían requerido una prótesis total de rodilla. El grupo tratado con PBO requirió un 69% de prótesis, mientras que en el grupo CS esta cifra fue del 31% (Raynauld et al, 2013).

Todos los estudios y ensayos publicados sobre el condroitín sulfato dejando patentes sus beneficios darían para varios libros. Concluyendo el condroitín sulfato es un producto eficaz en el tratamiento de la artrosis sintomática y que destaca por su excelente perfil de seguridad. El condroitín sulfato y el sulfato de glucosamina son herramientas terapéuticas eficaces para el tratamiento de la patología artrósica con algún posible efecto modificador de la enfermedad.

# Glucosamina

La glucosamina (C6H13NO5) es un amino-azúcar que actúa especialmente como precursor en la glicosilación de las proteínas y de los lípidos. La glucosamina se encuentra principalmente en el exoesqueleto de los artrópodos, en la pared celular de los hongos y en otros muchos organismos, siendo el monosacárido más abundante. Se sintetiza comercialmente mediante la hidrólisis de exoesqueletos de crustáceos. La glucosamina también es utilizada de forma bastante común en el tratamiento de la artritis y la artrosis, a pesar de que su aceptación como medicamento terapéutico sea variable. Aparece en la literatura también como quitosamina. Las glucosaminas no deben confundirse con las glucosilaminas.

La glucosamina oral se emplea en el tratamiento de la artritis y la artrosis. Como la glucosamina es el precursor de los glicosaminoglicanos y los proteoglicanos, se puede decir que favorecen al desarrollo de los tejidos cartilaginosos. La glucosamina servida como suplemento dietético se emplea también en la reconstrucción de los cartílagos.

Su empleo en la osteoartritis es aparentemente seguro, como muestran los resultados obtenidos hasta el momento en diversos ensayos clínicos.

Dado que la artritis y la osteoartritis son enfermedades autoinmunes en las cuales la glucosamina ha demostrado su efecto beneficioso, se está ensayando su efecto inmunomodulador en otras enfermedades autoinmunes, como en el modelo animal de la esclerosis múltiple.

La glucosamina puede hacer descender la efectividad de determinados fármacos empleados en el tratamiento de la diabetes, tales como la gliburida también conocida como glibenclamida, la glipizida, la glimepirida, la acarbosa, la nateglinida, la metformina, la pioglitazona, la rosiglitazona y la insulina. El hidrocloruro de glucosamina puede disminuir también la efectividad de algunos fármacos empleados

Karim A Nesr

en el tratamiento del cáncer, como pueden ser la etoposida (VP16, VePesdfdid) y la doxorubicina.

## Lactobacillus acidophilus

Es una bacteria del género lactobacillus. Se usa junto con e Streptococcus thermophilus en la producción del yogur.

El L. Acidophilus crece de manera natural en una gran variedad de alimentos, incluidos la leche, la carne, el pescado y los cereales.

El L. Acidophilus se considera un probiótico o bacteria beneficiosa para el hombre. Este tipo de bacterias habitan en los intestinos (y en la vagina de los mamíferos) protegiendo a sus poseedores del efecto nocivo de otros microorganismos.

La degradación de nutrientes efectuada por este microorganismo produce ácido láctico, peróxido de hidrógeno y otros subproductos que crean un medio hostil para otros organismos indeseables.

El L. Acidophilus consume los nutrientes de otros muchos microorganismos entrando en competencia con ellos y controlando, por la disminución de nutrientes, el desarrollo desmedido de estos. Durante la digestión, también ayuda en la producción de niacina, ácido fólico y vitamina B6 (piridoxina).

Algunos estudios demuestran que puede ayudar a la desconjugación y separación de los aminoácidos por los ácidos biliares, que posteriormente pueden ser reciclados por el cuerpo.

Karim A Nesr

## **Magnesio**

El magnesio es importante para la vida, tanto animal como vegetal. La clorofila (que interviene en la fotosíntesis) es una sustancia compleja de porfirina-magnesio.

El magnesio es un elemento químico esencial para el ser humano; la mayor parte del magnesio se encuentra en los huesos y sus iones desempeñan papeles de importancia en la actividad de muchas coenzimas y en reacciones que dependen del ATP. También ejerce un papel estructural, ya que el ion de Mg2+ tiene una función estabilizadora de la estructura de cadenas de ADN y ARN. Interviene en la formación de neurotransmisores y neuromoduladores, repolarización de las neuronas, relajación muscular (siendo muy importante su acción en el músculo cardíaco).

El magnesio actúa como energizante y calmante en el organismo. La pérdida de magnesio se debe a diversas causas, en especial cuando el individuo se encuentra en circunstancias de estrés físico o mental. El magnesio que se encuentra en la célula es liberado al torrente sanguíneo, en donde posteriormente es eliminado por la orina y/o las heces fecales.

A mayor estrés, mayor es la pérdida de magnesio en el organismo. En función del peso y la altura, la cantidad diaria recomendada es de 300-350 mg, cantidad que puede obtenerse fácilmente ya que se encuentra en la mayoría de los alimentos, siendo las semillas las más ricas en magnesio como el cacao, las almendras, harina de soja, cacahuetes, judías blancas, legumbres, avellanas, nueces y las hojas verdes de las hortalizas. En frutos secos: girasol, sésamo, almendras, pistacho, avellanas y nueces. Entre los cereales: germen de trigo, levadura, mijo, arroz y trigo. En legumbres: soja, alubias, garbanzos y lentejas. Y en los germinados: ya que la clorofila contiene magnesio.

Se ha comprobado que el magnesio es eficaz para el tratamiento de la dispepsia-acidez o "estómago ácido" utilizado como antiácido. Suele utilizarse el hidróxido de magnesio por su rapidez.

La prevención y tratamiento en la deficiencia de magnesio, y afecciones relacionadas. Se usa como laxante para el estreñimiento o preparación del intestino para intervenciones quirúrgicas o pruebas diagnósticas.

Además, el magnesio se utiliza como tranquilizante natural que mantiene el equilibrio energético en las neuronas y actúa sobre la transmisión nerviosa, manteniendo al sistema nervioso en buena salud.

Es utilizado como tratamiento antiestrés y anti-depresión además de como relajante muscular.

El magnesio ayuda a fijar el calcio y el fósforo en los huesos y dientes.

Previene los cálculos renales ya que moviliza al calcio. Es también efectivo en las convulsiones del embarazo previene los partos prematuros manteniendo al útero relajado. Interviene en el equilibrio hormonal, disminuyendo los dolores premenstruales.

Actúa sobre el sistema neurológico favoreciendo el sueño y la relajación. Autorregula la composición y propiedades internas (homeostasis).

Actúa controlando la flora intestinal y nos protege de las enfermedades cardiovasculares. Favorable para quien padezca de hipertensión.

Los síntomas de insuficiencia de magnesio son: demasiada excitabilidad, debilidad muscular, somnolencia, irritabilidad y fatiga entre otros. Esta deficiencia puede aparecer en personas que padecen alcoholismo o que absorben poco magnesio debido a causas como quemaduras, ciertos medicamentos (algunos diuréticos y antibióticos), niveles sanguíneos bajos de calcio o problemas para absorber los nutrientes desde el tubo digestivo, lo que se conoce como mala absorción. El calcio puede interferir en la absorción de magnesio en las personas con alto riesgo de deficiencia de magnesio, por lo que para estas personas se recomienda consumir calcio antes de acostarse en lugar de hacerlo durante las comidas, así como aumentar el consumo de vitamina D.

Karim A Nesr

El hidróxido de magnesio, Mg (OH)2 es comúnmente utilizado como antiácido o laxante. Se obtiene al mezclar óxido de magnesio con agua.

El magnesio se utiliza para tratar problemas digestivos asociados al tránsito intestinal, como el de colon irritable. Este es el caso de algunas estaciones termales (como la de Châtelguyon, Francia), con aguas muy ricas en magnesio y que proponen tratamientos digestivos, urinarios y antiestrés.
En caso de osteoporosis es muy importante la ingesta de magnesio y calcio, administrar magnesio por la noche induce al sueño. Asimismo, es recomendado cuando existe hipertensión.

Contra el blefaroespasmo tomado como suplemento de cloruro de magnesio resulta ser efectivo en algunos casos.

**A las personas con insuficiencia renal se les recomienda su consumo bajo supervisión médica.**

## Bromelina

Esta enzima, extraída de la piña, mejora la digestión de las proteínas y ayuda a reducir la inflamación.

La bromelina es una enzima digestiva extraída de la piña (Ananás camosus). Destaca por su acción proteolítica, cuando se ingiere con alimentos ayuda a fragmentar las moléculas proteicas y mejora la asimilación de los aminoácidos. En cambio, cuando se ingiere con el estómago vacío, entran en acción sus propiedades como agente antiinflamatorio.

Las enzimas actúan como catalizadores, tienen el poder de generar una actividad en el organismo sin sufrir cambios o ser destruidas durante este proceso. Por ello, la buena asimilación de los alimentos no depende solo de la dieta, sino también de las enzimas disponibles, ya sean las generadas por el propio cuerpo o bien las ingeridas.

A la bromelina se le atribuyen beneficios terapéuticos derivados de sus propiedades antiinflamatorias, antitrombóticas, antiedematosas (evitan la retención de líquidos) y fibrinolíticas (deshacen los coágulos). Estas importantes funciones reguladoras de múltiples desequilibrios metabólicos han hecho que se utilice como suplemento dietético para ayudar en el tratamiento de:

Alergias: alivia los síntomas al inhibir la liberación de los mediadores de la inflamación responsables del ataque alérgico.

Artritis y artrosis: reduce la inflamación provocada por la artritis reumatoide.

Inflamaciones en general: ayuda a eliminar líquidos y evita el edema. También disminuye los lípidos en sangre y la celulitis.

Problemas digestivos: se recomienda en digestiones lentas, flatulencia y gases intestinales. Favorece la hidrólisis de proteínas y compensa la pérdida de ácido clorhídrico que se produce con los años.

Síndrome de mala absorción: mejora la asimilación de nutrientes.

Infecciones: protege al organismo contra la invasión de patógenos que debilitan el sistema inmunitario.

Arteriosclerosis: mejora la circulación y actúa como antioxidante protegiendo la pared de los vasos sanguíneos.

Aumento de la toxemia corporal: ejerce un efecto depurativo.

La dosis terapéutica de bromelina es de 500 mg tres veces al día. Después se pueden tomar 500 mg diarios como mantenimiento entre 3 y 6 meses.

**Precauciones: aunque sea un producto natural, la bromelina no está exenta de contraindicaciones. Puede aumentar el riesgo de hemorragia si se combina con fármacos como la aspirina o anticoagulantes. En algunas personas se han detectado efectos secundarios: malestar estomacal, diarrea, náuseas y aumento de la frecuencia cardiaca, que desaparecen al dejar de tomarla.**

## Papaína

Es una enzima que se extrae de la papaya y que pertenece a una familia de proteínas relacionadas, que incluye endopeptidasas, aminopeptidasas, dipeptidil peptidasas y otras enzimas con actividades tanto exo-peptolíticas como endo-peptolíticas.

Las propiedades peptolíticas de la papaína provocan la ruptura de múltiples enlaces en las proteínas animales, lo que hace que se pueda utilizar para ablandar la carne destinada al consumo humano. La papaína también hidroliza las proteínas vegetales, y es útil para evitar la formación de los sedimentos protéicos que produce la proteína de la cebada en el proceso de fabricación de cerveza. También posee propiedades antiinflamatorias cuando es consumida directamente, por lo que los frutos que la contienen han sido usados como medicamento natural.

La papaína se consigue por la extracción del látex, que es un líquido blanco obtenido mediante cortes en los frutos de papaya inmaduros. Luego, en el laboratorio se separa la enzima y se purifica hasta alcanzar un nivel óptimo de calidad para su comercialización y uso.

En cosmética se utiliza en la fabricación de cremas despigmentantes de la piel. Se le han descubierto propiedades a la hora de tratar males hepáticos y dolores lumbares, su uso médico ha sido aprobado para el tratamiento de estos últimos, mediante la inyección de la enzima al líquido cefalorraquídeo de la espina dorsal con el fin de disipar los molestos dolores del disco intervertebral. Con un éxito de hasta el 60% en los pacientes tratados y un riesgo mínimo de alergia.

Por otra parte, la papaína es uno de los componentes utilizados por laboratorios oftalmológicos para fabricar tabletas enzimáticas para la limpieza de lentes de contacto. También forma parte de suplementos dietarios, debido a su capacidad de favorecer el proceso digestivo, y de procesos de depuración de aguas.

## Tripsina

Es la responsable de la acción proteolítica del jugo pancreático y actúa sobre las proteínas nativas, sobre las proteasas y sobre las peptonas que provienen del estómago para reducir polipéptidos que son más aprovechables. El tripsinógeno es un precursor de la tripsina, enzima producida en el páncreas y que descompone la proteína en el duodeno. Las enzimas quimotripsina y tripsina sirven para cicatrizar heridas en el aparato digestivo y tienen propiedades antiinflamatorias. Estas enzimas son efectivas para el dolor lumbar crónico y la ciática.

# VITAMINAS

## Vitamina B-1

La vitamina B1, también conocida como tiamina, es una molécula soluble en agua e insoluble en alcohol. Su absorción ocurre en el intestino delgado (yeyuno, íleon) como tiamina libre y como difosfato de tiamina (TDP), la cual es favorecida por la presencia de vitamina C y ácido fólico pero inhibida por la presencia de etanol (alcohol). Es necesaria en la dieta diaria de la mayor parte de los vertebrados y de algunos microorganismos. Su carencia en el organismo humano provoca enfermedades como el beriberi y el síndrome de Korsakoff.

La vitamina B1 o tiamina se encuentra de forma natural en: levaduras, legumbres, cereales integrales, avena, trigo, maíz, frutos secos, huevos, vísceras (hígado, corazón, riñón), carnes de cerdo, carnes de vacuno, patatas, arroz enriquecido, arroz completo, semillas de ajonjolí (sésamo), harina blanca enriquecida y yerba mate. La leche y sus derivados, los pescados, mariscos no son considerados buena fuente de esta vitamina.

La tiamina juega un papel importante en el metabolismo de carbohidratos principalmente para producir energía; además de participar en el metabolismo de grasas, proteínas y ácidos nucleicos (ADN, ARN). Es esencial para el crecimiento y desarrollo normal y ayuda a mantener el funcionamiento propio del corazón, sistema nervioso y digestivo.

Karim A Nesr

Estudios publicados en agosto de 2007 señalan que la ingesta de alimentos ricos en tiamina puede prevenir de ciertos efectos graves de las diabetes (sobre todo de complicaciones cardiovasculares, renales y oculares) ya que la tiamina protege a las células ante los niveles elevados de glucosa.

Su falta de consumo provoca una anomalía en el metabolismo y puede producir diarrea, polineuritis, dilatación cardíaca y pérdida de peso, por lo que debe ingerirse en cantidades adecuadas para evitar contraer estas enfermedades.

La mayor parte de las carencias alimentarias de tiamina se deben al aporte insuficiente. También son causas importantes el alcoholismo y las enfermedades crónicas. La deficiencia sistémica de la tiamina puede conducir a diversos problemas en el organismo, incluyendo neurodegeneración, desgaste y la muerte. La carencia de tiamina puede ser causada por malnutrición, alcoholismo o una dieta rica en alimentos que son fuente de tiaminasa (factor anti-tiamina, presente en pescados de agua dulce crudos, crustáceos crudos, y en bebidas como el té, café).

Los síndromes bien conocidos por la deficiencia severa de tiamina incluyen el Beriberi y el Síndrome de Wernicke-Korsakoff (Beriberi cerebral), enfermedades también comunes en el alcoholismo crónico.

Otras deficiencias no muy severas incluyen problemas conductuales a nivel del sistema nervioso, irritabilidad, depresión, falta de memoria y capacidad de concentración, falta de destreza mental, palpitaciones a nivel cardiovascular, hipertrofia del corazón.

También se ha pensado que muchas personas con diabetes tienen deficiencia de tiamina y que esto puede estar ligado a las complicaciones de la enfermedad.

## Vitamina E

Se encuentra en muchos alimentos, principalmente de origen vegetal, sobre todo en los de hoja verde (el brócoli, las espinacas), semillas, entre ellos la soya, el germen de trigo y la levadura de cerveza. También puede encontrarse en alimentos de origen animal como la yema de huevo.

Normalmente se suele considerar un aporte de vitamina a los aceites vegetales. Algunas dietas que emplean desayunos de cereales aportan una gran cantidad de vitamina E al cuerpo.

Algunos de los alimentos considerados como fuentes de Vitamina E son:

Aceite de girasol (50–62 mg/100 g)
Aceite de nueces (39 mg/100 g)
Aceite de sésamo (28 mg/100 g)
Avellanas (24.98 mg/ 100 g)
Aceite de soja (17–25 mg/100 g)
Nueces (25 mg/100 g)
Almendras (25 mg/100 g)
Aceite de palma (25 mg/100 g)
Margarina (14 mg/100 g)
Aceite de oliva (12 mg/100 g)
Escorzonera (6 mg/100 g)
Espirulina (1,7 mg/100g)

La ingestión diaria recomendada es para un adulto de 15 mg o 25 UI. Para los niños es de aproximadamente 10 UI.

Se suele recomendar la forma dextro a-tocoferol o «vitamina E natural» ya que se considera mucho más eficiente que las otras formas (incluso la levo α-tocoferol).

Tiene ventajas en algunos aspectos de nuestro cuerpo, mejora el sistema circulatorio, tiene propiedades antioxidantes, beneficios oculares, prevención del Parkinson, mejora los niveles de colesterol, ayuda al crecimiento del cabello, evita la demencia en la vejez.

Existen tres situaciones específicas para la deficiencia de vitamina E. Se ha observado en personas que no pueden absorber dietas ricas en grasas, se ha encontrado en niños prematuros con un muy bajo peso corporal (nacimientos con menos de 1,5 kg), y se ha observado en individuos con extraños desórdenes en el metabolismo de las grasas. La deficiencia en vitamina E se caracteriza generalmente por trastornos neurológicos debidos a una mala conducción de los impulsos nerviosos.

Los individuos que no pueden absorber grasas requieren suplementos de vitamina E debido a que es muy importante esta vitamina en los procesos de absorción del tracto gastrointestinal. Cualquier diagnosis con fibrosis quística, individuos que han sido operados habiéndole quitado parte o todo el intestino o estómago, e individuos que tienen incapacidad de absorción de grasas tales como aquellos que sufren la Enfermedad de Crohn necesitan un suplemento de vitamina E recetada por el médico.

Las personas que no pueden absorber grasas suelen tener una diarrea crónica.

## Vitamina C

La vitamina C, enantiómero L del ácido ascórbico o antiescorbútica, es un nutriente esencial, en particular para los mamíferos. La presencia de esta vitamina es requerida para un cierto número de reacciones metabólicas en todos los animales y plantas y es creada internamente por casi todos los organismos, siendo los humanos una notable excepción. Su deficiencia causa escorbuto en humanos, de ahí el nombre deascórbico que se le da al ácido, y es ampliamente usada como aditivo alimentario para prevenir este último.

El farmacóforo de la vitamina C es el ion ascorbato. En organismos vivos, el ascorbato es un antioxidante, pues protege el cuerpo contra la oxidación, y es un cofactor en varias reacciones enzimáticas vitales.

Los usos y requisitos diarios de esta vitamina son origen de debate. Se ha afirmado que las personas que consumen dietas ricas en ácido ascórbico de fuentes naturales, como frutas y vegetales son más saludables y tienen menor mortalidad y menor número de enfermedades crónicas. Sin embargo, un metaanálisis de 68 experimentos concluyó que el consumo adicional de ascorbato a través de suplementos puede no resultar tan beneficioso como se pensaba.

Biosíntesis.

Una gran mayoría de animales y plantas son capaces de sintetizar vitamina C, a través de una secuencia de pasos enzimáticos (D-glucuronato, L-gulonato, L-gulonolactona, 2-ceto-L-gulonolactona y L-ascorbato), los cuales convierten la glucosa en vitamina C. La glucosa necesaria para producir ascorbato en el hígado (en mamíferos) es extraída del glucógeno, por esto la síntesis de ascorbato es un proceso glicólisis-dependiente. En reptiles y pájaros la biosíntesis es llevada a cabo en los riñones.

Los seres humanos no poseen la capacidad enzimática de producir vitamina C. La causa de este fenómeno es que la enzima del proceso de síntesis, la L-gulonolactona oxidasa está ausente debido a que el gen para esta enzima es defectuoso. La mutación no es letal para el organismo, debido a que la vitamina C es abundante en las fuentes alimentarias. Se ha detectado que las especies con esta mutación (incluyendo humanos) han adaptado un mecanismo de reciclaje para compensarla.

La vitamina C puede absorberse como Ácido ascórbico y como Ácido dehidroascórbico a nivel de mucosa bucal, estómago y yeyuno (intestino delgado), luego es transportada vía vena porta hacia el hígado para luego ser conducida a los tejidos que la requieran. Se excreta por vía renal (en la orina), bajo la forma de ácido oxálico principalmente, por heces se elimina sólo la vitamina no absorbida.

La vitamina C sirve para:

Evitar el envejecimiento prematuro (proteger el tejido conectivo, la "piel" de los vasos sanguíneos).

Facilitar la absorción de otras vitaminas y minerales.
Como antioxidante.

Evitar las enfermedades degenerativas tales como arteriosclerosis, cáncer, enfermedad de Alzheimer.

Evitar las enfermedades cardíacas (tema tratado más adelante).

Desde los descubrimientos de Linus Pauling se aseveraba que la vitamina C reforzaba el sistema inmune y prevenía la gripe, pero investigaciones realizadas en los 1990 parecen refutar esta teoría y en todo caso, han demostrado que el consumo en exceso de suplementos de vitamina C es poco recomendable, porque, entre otras cosas, un consumo excesivo puede provocar alteraciones gastrointestinales.
Tiene un papel fundamental en la formación de colágeno.
Previene el escorbuto, polio y hepatitis.

Disminuye la incidencia de coágulos en las venas.
Ayuda en los movimientos articulares.
Acelera el proceso de curación de heridas, lesiones y quemaduras.

La vitamina C ayuda al desarrollo de dientes y encías, huesos, cartílagos, a la absorción del hierro, al crecimiento y reparación del tejido conectivo normal (piel más suave, por la unión de las células que necesitan esta vitamina para unirse), a la producción de colágeno (actuando como cofactor en la hidroxilación de los aminoácidos lisina y prolina), metabolización de grasas, la cicatrización de heridas.

La intoxicación por vitamina C es poco frecuente, dado que no puede ser almacenada en el cuerpo. A pesar de ello no es recomendable consumir cantidades superiores a las recomendadas por los organismos de salud y centros de investigación. Consumir vitamina C en dosis mayores de 2000 mg. por día puede causar dolencias estomacales y diarrea; además puede generar calambres abdominales y el posible desarrollo de ataques agudos de gota.

Para personas con cálculos renales no se recomienda el consumo de suplementos de vitamina C o en altas dosis ya que pueden agravarse los síntomas de la dolencia; esto sucede porque la vitamina C se transforma en oxalato en el cuerpo humano, fomentando en esas personas propensas la litiasis renal por cálculos de oxalato.

La vitamina C es esencial para el desarrollo y mantenimiento del organismo, por lo que su consumo es obligatorio para mantener una buena salud.

Quienes defienden el suministro de altas dosis de vitamina C sostienen que la causa primaria de las enfermedades vasculares es la deficiencia de esta vitamina, lo que debilita la pared arterial de colágeno. Secundariamente en las fisuras resultantes de ese debilitamiento se forma la placa arterial de lipoproteína como mecanismo de reparación. El engrosamiento de las placas causa a largo plazo un estrechamiento arterial y trombosis. Esta teoría basa su credibilidad en el hecho de que los animales que sintetizan vitamina C no presentan lipoproteína en sangre ni tampoco sufren la enfermedad coronaria. Únicamente las pocas especies que no producen vitamina C, entre ellas algunos primates y el hombre, presentan estos trastornos. Este importante hecho no es tenido en cuenta por los detractores de suministrar altas dosis de vitamina C para prevenir las enfermedades cardiovasculares.

En modelos animales intoxicados con plomo, la vitamina C ha demostrado efectos protectores sobre las anormalidades musculares y nerviosas inducidas por la intoxicación con plomo. En fumadores, los niveles sanguíneos de plomo disminuyen un 81% en promedio, cuando son suplementados con 1000 mg. de vitamina C, mientras que 200 mg. son inefectivos, sugiriendo que la vitamina C en suplementos puede ser una económica y conveniente ventaja para reducir niveles de plomo en sangre.

Un estudio en 1993, de 18 niños con autismo encontró la disminución de algunos síntomas después de un tratamiento con vitamina C.

Ensayos clínicos han encontrado que la vitamina C podría mejorar la cantidad, motilidad y morfología del esperma en hombres infértiles. Así como mejorar las funciones inmunes relacionadas a la prevención y tratamiento de enfermedades asociadas a la edad.

Un estudio preliminar publicado en los Anuales de Cirugía de EE. UU. encontró que la administración y suplementación con antioxidante usando α-tocoferol y ácido ascórbico reduce la incidencia de fallo orgánico y acorta la estancia en UCI en pacientes quirúrgicos críticos.

En enero del 2007, la Food and Drug Administration (FDA) aprobó un ensayo de toxicidad fase I para determinar dosis seguras de vitamina C intravenosa, como posible tratamiento para el cáncer en quienes se han agotado otros tratamientos y opciones convencionales.

En febrero de 2007, un estudio en pacientes con cáncer terminal mostró que, sobre cuestionarios subjetivos, los pacientes reportaron una mejoría en salud, síntomas del cáncer y funciones diarias después de la administración de altas dosis de vitamina C intravenosa. Los autores concluyeron que «aunque existe todavía la controversia en relación con los efectos anticancerosos de la vitamina C, el uso de esta es considerado una terapia segura y efectiva para mejorar la calidad de vida de pacientes con cáncer terminal».

En agosto del 2008, Mark Levine y colaboradores del Instituto Nacional de Diabetes y enfermedades del Riñón, encontraron que la inyección directa de altas dosis de vitamina C reduce el peso y crecimiento del tumor en un 50% en modelos de ratones con cáncer de ovario, cerebro y pancreático.

Muchos deportistas utilizan suplementos que contienen vitamina C para mejorar su desempeño físico.

En algunos estudios realizados a deportistas se ha observado que consumir 1.500 a 2.000 mg de vitamina C antes de hacer ejercicio de poca intensidad reduce los picos de cortisol.

En otro estudio realizado con deportistas de alto rendimiento y que realizan deportes que conllevan ejercicios de alta intensidad y mucho estrés (como ultra maratonistas o esquiadores), se observó un incremento de cortisona. En los deportistas de alto rendimiento y ejercicios prolongados que consumieron vitamina C se observó una reducción de aproximadamente la mitad de los casos de resfriado común.

El ser humano parece ser extremadamente eficiente en la reutilización de la vitamina C, por lo que sus requisitos son 50 veces menores que en el resto de los primates. Al ser una vitamina hidrosoluble, su eliminación por el riñón por diuresis es extremadamente eficaz, por lo que los excesos se pueden eliminar en menos de cuatro horas. Sin embargo, hay una cierta transformación de ácido ascórbico a ácido oxálico y su sal oxalato de calcio, que es bastante insoluble y puede crear cálculos renales.

No hay consenso en las cantidades máximas o mínimas a administrar existiendo grandes diferencias en las dosis recomendadas que van de los 40 mg. por día hasta los 200 gr. día a los que llega Robert Cathcart que va subiendo la dosis hasta que aparece una diarrea recomendando entonces la dosis más elevada que no cause diarrea al paciente.

Karim A Nesr

La vitamina C ayuda a recuperarse mejor de un resfriado o una gripe, mejora la capacidad del sistema inmunitario y su déficit (como el de otras vitaminas y compuestos esenciales) puede empeorar los síntomas y traer otras complicaciones. Es una de las vitaminas que intervienen en el funcionamiento del sistema inmunitario, como lo hacen la vitamina A y la tiamina. También es muy importante como vitamina antioxidante, lo que de una u otra manera protege a nuestro organismo de radicales libres u otras sustancias tóxicas.

Concentración de vitamina C en alimentos

Gubinge, Murunga o Ciruela kakadu: 3100 mg./100g.
Camú Camú: 2800 mg./100g.
Escaramujo: 2000 mg./100g.
Acerola: 1600 mg./100g.
Guayaba: 300 mg./100g.
Grosella o zarzaparrillas negras: 200 mg./100g.
Pimiento rojo (ají o chile): 190 mg./100g.
Perejil: 130 mg./100g.
Kiwi: 90 mg./100g.
Uva: 90 mg./100g.
Brécol (brócoli): 80 mg./100g.
Grosella: 80 mg./100g.
Col de Bruselas: 80 mg./100g.
Caqui: 60 mg./100g.
Papaya: 60 mg./100g.
Fresa: 60 mg./100g.
Naranja: 50 mg./100g.
Limón: 40 mg./100g.
Melón: 40 mg./100g.
Coliflor: 40 mg./100g.
Piña: 40 mg./100g.
Pomelo: 30 mg./100g.
Frambuesa: 30 mg./100g.

Mandarina: 30 mg./100g.
Espinacas: 30 mg./100g.
Col cruda: 30 mg./100g.
Mango: 28 mg./100g.
Lima: 20 mg./100g.

# AMINOÁCIDOS INHIBIDORES DEL DOLOR

## Triptófano

El triptófano (abreviado como Trp o W) es un aminoácido esencial en la nutrición humana. Es esencial para promover la liberación del neurotransmisor serotonina, involucrado en la regulación del sueño y el placer. La ansiedad, el insomnio y el estrés se benefician de un mejor equilibrio gracias al triptófano.

El triptófano solo se obtiene a través de la alimentación. Abunda en los huevos, el amaranto, la leche, los cereales integrales, el chocolate, la avena, los dátiles, las semillas de sésamo, los garbanzos, las pipas de girasol, las pipas de calabaza, los cacahuetes, los plátanos, la calabaza y la espirulina. Las personas que no ingieren estos alimentos tienen mayor riesgo de deficiencia de triptófano, así como aquellas personas sometidas a altos niveles de estrés. Para un buen metabolismo del triptófano se requieren niveles adecuados de vitamina B6 y de magnesio.

Como aminoácido esencial ayuda a que el organismo elabore sus propias proteínas.

El triptófano es esencial para que la glándula pineal segregue la melatonina, que es una hormona cerebral.
Favorece el sueño, ya que la serotonina es precursora de la hormona melatonina, vital para regular el ciclo diario de sueño-vigilia.

En algunos casos se observa un efecto antidepresivo debido a la serotonina.

El efecto tranquilizante de la serotonina actúa como un ansiolítico.

El triptófano es muy útil en problemas de obesidad donde el componente ansioso sea muy importante (por ejemplo, en bulimias). El triptófano ayuda a que la serotonina controle el apetito evitando así la típica ansiedad por la comida, sobre todo en aquellas personas que no pueden dejar de comer todo el día.

Al actuar sobre el estrés nos puede ayudar a controlar los niveles de insulina, ya que esta hormona acusa, en gran manera, el estado de nuestro sistema nervioso.
Sirve en casos de agresividad debido a tensión nerviosa por ansiedad.

Ayuda a la formación de vitamina B3 o niacina. De hecho, con cada 60 miligramos de triptófano en la dieta, nuestro cuerpo elabora 1 mg. de niacina.

Es muy importante tomarlo media hora antes de los alimentos o fuera de las comidas ya que, si no, actúa como simple aminoácido o proteína, pero no efectúa su función beneficiosa sobre el sistema nervioso.

**El triptófano no debe usarse junto con medicamentos antidepresivos o tranquilizantes sin el consentimiento de un médico especialista.**

# Fenilalanina

La fenilalanina es un aminoácido (abreviado frecuentemente como Phe o F). Se encuentra en las proteínas como L-fenilalanina (LFA), siendo uno de los 10 aminoácidos esenciales para el ser humano. La fenilalanina está presente también en muchos psicoactivos.

La fenilalanina se encuentra principalmente en alimentos ricos en proteínas; tanto de origen animal como las carnes rojas, el pescado, huevos y productos lácteos; como de origen vegetal como los espárragos, garbanzos, lentejas, cacahuates, soya y dulces. Asimismo, se encuentra en muchas de las drogas psicotrópicas usadas habitualmente.

La fenilalanina es parte de la composición del aspartamo, un edulcorante artificial que se encuentra en alimentos dietéticos y es muy habitual en bebidas refrescantes; no se recomienda el consumo de fenilalanina por embarazadas ni pacientes fenilcetonúricos. Debido a la fenilcetonuria, normalmente los productos que contienen aspartamo llevan una advertencia en el etiquetado sobre la presencia de fenilalanina. Se ha visto que la fenilalanina tiene la habilidad única de bloquear ciertas enzimas, las encefalinasas en el sistema nervioso central, que normalmente se encargan de degradar las hormonas naturales parecidas a la morfina. Estas hormonas se llaman endorfinas y encefalinas y actúan como potentes analgésicos endógenos. La fenilalanina es efectiva como tratamiento para el dolor de espalda baja, dolores menstruales, migrañas, dolores musculares, de artritis reumatoide y de osteoartritis. Asimismo, es usada en tratamientos antidepresivos.

# Gaba

El ácido y-aminobutirico (GABA) es el neurotransmisor principal en el sistema nervioso central (SNC) en mamíferos. Desempeña el papel principal en la reducción de excitabilidad neuronal a lo largo del sistema nervioso. En humanos, GABA es directamente responsable de la regulación del tono muscular.

A pesar de que, en términos químicos, es un aminoácido, en las comunidades científica y médica rara vez se refieren a GABA como tal debido a que el término "aminoácido" por convención se refiere a los aminoácidos y GABA no lo es. Además, no se considera como parte de alguna proteína.

En la diplejía espástica en humanos, la absorción de GABA se ve afectada de forma negativa por los nervios dañados por la lesión en las neuronas superiores motoras propias de la condición lo cual lleva a desarrollar hipertonía muscular señalizada por aquellos nervios que son incapaces de absorber GABA.

Los medicamentos que actúan como moduladores alostéricos de los receptores GABA (conocidos como análogos de GABA o medicamentos GABAérgicos) o aumentan la cantidad disponible de GABA generalmente tienen efectos de relajación, combaten la ansiedad y tienen efectos anticonvulsivos. Se sabe que muchas de estas sustancias provocan amnesia anterógrada y retrógrada.

GABA cómo suplemento:

Se usa un gran número de formulaciones comerciales de GABA como suplemento alimenticio, algunas veces por administración sublingual. Estos productores aseguran que tiene un efecto calmante. Aunque no ha sido reconocido científicamente como agente tranquilizante y esto sólo se ha demostrado de manera irregular.

Aunque GABA podría no cruzar la barrera hematoencefálica, es importante considerar que los estudios que han demostrado que en individuos con la barrera hematoencefálica dañada (temporalmente con propósitos experimentales o como resultados de otros problemas), GABA, de hecho, tiene un efecto positivo, aunque con efectos secundarios. La única manera de administrar GABA efectivamente es burlar la barrera hematoencefálica. De hecho, hay un pequeño y limitado número de suplementos disponibles que son derivados de GABA, tales como Fenibut y Picamilon. Picamilon combina niacina y GABA para cruzar la barrera hematoencefálica como profármaco que después se hidroliza para dar lugar a GABA y niacina.

GABA también se puede encontrar en plantas. Es un aminoácido muy abundante en el tomate.

# Glicina

La glicina o glicocola (Gly, G) es uno de los aminoácidos que forman las proteínas de los seres vivos. La glicina es un aminoácido no esencial. Otro nombre (antiguo) de la glicina es glicocola.

La glicina actúa como neurotransmisor inhibidor en el sistema nervioso central.

La glicina no es esencial en la dieta humana, ya que el propio cuerpo se encarga de sintetizarla. Todas las células tienen capacidad de sintetizar glicina. La glicina usada como neurotransmisor es almacenada en vesículas, y es expulsada como respuesta a sustancias.

También tiene funciones como neurotransmisor inhibidor en el sistema nervioso central, especialmente en la médula espinal, tallo cerebral y retina.

La Glicina es necesaria para la síntesis de colágeno. La síntesis de colágeno significa un gasto de Glicina de más de 15 gramos diarios, que deben ser suministrados por la dieta diaria.

Karim A Nesr

# Taurina

La taurina es un ácido orgánico que interviene en la formación de la bilis y en otras muchas funciones, se encuentra naturalmente en los tejidos de muchos seres vivos. Sin embargo, su presencia como alimento (en esos mismos tejidos) es insuficiente y debe ser sintetizada por casi todos los organismos.

Pero en ciertas condiciones, los organismos no la logran sintetizar y por ese motivo se la considera "semi-esencial" o "circunstancialmente esencial". Similarmente, los felinos, incluidos los gatos, no la producen y debe estar incluida en su dieta. El aporte dietario de taurina es importante desde los animales marinos, tanto mariscos como pescados; también se la produce en forma sintética.

Siendo un precursor de la bilis, su insuficiencia causa falta de esta y en consecuencia enlentecimiento digestivo. Asimismo, se han observado trastornos cardiocirculatorios como hipertensión o dolor torácico, disfunción renal y anomalías del crecimiento. Se han descubierto una variedad de funciones en el sistema nervioso central desde su desarrollo, en la cito protección y el daño severo a las neuronas de la retina cuando no es suficiente. Su exceso incrementa la cantidad de ácido úrico y causa artritis.

Su nombre deriva del latín Taurus (que significa toro) porque fue aislada por primera vez de la bilis del toro en 1827 por los científicos alemanes Friedrich Tiedemann y Leopold Gmelin.

Se encuentra en pequeñas cantidades en las bebidas energéticas, pero en este caso se obtiene mediante procesos sintéticos en el laboratorio.

Un estudio realizado en el año 2001 investigó los efectos de una bebida energizante muy popular en Estados Unidos, que incluye taurina, cafeína y glucuronolactona entre sus ingredientes. Las mediciones incluyeron el rendimiento psicomotriz (tiempo de reacción, concentración y memoria), y la resistencia física. En comparación con bebidas control, la bebida estudiada mejoró la resistencia aeróbica y anaeróbica en cicloergómetros, y los parámetros cognitivos estudiados (Alford, 2001). Hay que tener en cuenta, en todo caso, que dicho estudio habla del efecto de la taurina en interacción con otros componentes de dicha bebida energética, y no de la misma en forma aislada.

Otra investigación realizada con el método doble ciego, con la misma bebida energética del estudio anterior, indagó acerca del tiempo de reacción y las modificaciones del carácter, los estados de bienestar y la sensación de extraversión social. Concluyeron que la mezcla de los tres ingredientes de esta bebida, poseen efectos positivos sobre el rendimiento mental y el carácter. En la investigación se propone que estos efectos pudieran estar mediados por la acción de la cafeína sobre receptores purinérgicos y por la modulación de la taurina de esos receptores.

La taurina en bebidas energéticas puede ser efectiva para el ejercicio debido al incremento en el rendimiento de la actividad de la cafeína cuando está presente. Las bebidas energéticas se han asociado, entre otras cosas, a muertes de consumidores y a problemas de salud, como taquicardias o problemas dentales. Su alto contenido en taurina también ha provocado que ciertos países lo consideren un complemento y no una bebida recreativa. **Muchos médicos recomiendan también una evaluación médica antes de consumirlo.**

La cantidad de bebida energética que puede beber una persona sin perjuicio para su salud, como cualquier producto estimulante, depende de su sensibilidad a sus componentes (como la cafeína) y varía notablemente de un individuo a otro.

**Algunos expertos coinciden en afirmar que el peligro de las bebidas energéticas reside en su mezcla con otras sustancias, y en especial, con el alcohol: la mezcla de estimulantes sexuales con depresores puede provocar ritmos cardíacos anormales.**

## Tirosina

La tirosina es uno de los 20 aminoácidos que forman las proteínas. Se clasifica como un aminoácido no esencial en los mamíferos ya que su síntesis se produce a partir de la hidroxilación de otro aminoácido: la fenilalanina. Esto se considera así siempre y cuando la dieta de los mamíferos contenga un aporte adecuado de fenilalanina. Por tanto, el aminoácido fenilalanina sí que es esencial.

Los aminoácidos son las unidades a partir de las cuales se obtienen péptidos y proteínas. Pero además actúan como precursores de muchas otras moléculas más pequeñas, pero que desempeñan funciones biológicas importantes y muy variadas. En el caso de la tirosina, se trata de un precursor de las hormonas del tiroides, de las catecolaminas (la adrenalina, la dopamina, la noradrenalina) y de la melanina.

## Las catecolaminas

Una parte del acetoacetato y del fumarato metabolizado a partir de tirosina que no se ha utilizado para la síntesis de proteínas se utiliza para obtener catecolaminas mediante las etapas siguientes:

Hidroxilación de la tirosina a partir de una enzima llamada tirosina hidroxilasa, la cual también precisa la biopterina como cofactor. Se obtiene dihidroxifenilalanina, más conocida como DOPA.

Descarboxilación de la DOPA mediante la DOPA descarboxilasa, dando lugar a dopamina (un neurotransmisor).

En la médula suprarrenal se convierte la dopamina en noradrenalina mediante una reacción de hidroxilación donde actúa la dopamina β-hidroxilasa.
También en la médula suprarrenal se convierte la noradrenalina en adrenalina.

Las catecolaminas son conocidas por su regulación de los estados de ánimo. Se ha observado que en niveles bajos de catecolaminas las personas tienden a sufrir ansiedad y depresión.

Karim A Nesr

## La melanina

La melanina es un pigmento que da color al pelo y a la piel. Además, protege de las radiaciones ultravioletas. La conversión de tirosina a melanina requiere la participación de tirosinasa, una proteína catalítica que se caracteriza por contener cobre.

## Hormonas del tiroides: triyodotironina y tiroxina

Las hormonas básicas de la glándula tiroides son la tiroxina y su forma celular activa: la triyodotironina. El aminoácido tirosina está involucrado en el proceso de formación de estas hormonas necesarias para el organismo.

Enfermedades relacionadas con el metabolismo de la tirosina.

Tirosinemias.

Consiste en una acumulación y/o excreción de la tirosina y de sus metabolitos como consecuencia de la ausencia o la deficiencia de la enzima tirosina aminotransferasa. Hay diversos tipos: tirosinemia hepatorrenal o de tipo I y tirosinemia oculocutánea o de tipo II. Ambas enfermedades son autosómicas recesivas. El tipo I se trata de una disfunción de los túbulos renales, raquitismo y polineuropatía. Está causada por la falta de fumarilacetoacetato hidrolasa. La acumulación de fumarilacetoacetato y maleilacetato conduce a la alquilación del ADN y a la generación de tumores. El tipo II produce lesiones en los ojos y en la piel. Además de un retraso mental.

Alcaptonuria.

Es una enfermedad que padecen las personas que tienen una deficiencia en homogentisato oxidasa, las cuales excretan casi toda la tirosina que ingieren en su forma de ácido homogentísico mediante la orina. En los primeros años de vida, la única consecuencia de la enfermedad es un color oscuro de la orina. Pero conforme se van acumulando en los huesos y el tejido conjuntivo los pigmentos que se forman en la oxidación del homogentisato, se puede producir ocronosis. También se trata de una enfermedad autosómica recesiva.

Además, se ve inhibida debido a la glucólisis heterolítica sintota que se origina en poseedores de VIH.

Albinismo.

Karim A Nesr

Consiste en una enfermedad que se caracteriza por el hecho de que la piel y el cabello están poco o nada pigmentados. Se produce por la falta de una enzima llamada ß zetasa, la cual actúa en el proceso de formación de melanina a partir de tirosina. La falta de pigmentos en la piel causa a los albinos más sensibilidad a las radiaciones solares. Esta se puede manifestar como quemaduras en la piel y/o carcinomas. Además, la falta de pigmentación en los ojos contribuye a la fotofobia.

Parkinson.

Se trata de una enfermedad que acostumbra a afectar a población de más de 60 años, aunque también se ha observado en población más joven. Consiste en unos temblores que de forma gradual van interfiriendo en la función motora de diversos grupos musculares. El defecto que causa esta enfermedad es la degeneración de unas células que se encuentran en una zona del cerebro llamada substantia nigra

y en el locus coeruleus del cerebro. Está relacionada con el aminoácido tirosina ya que, en situaciones normales, estas células producen el neurotransmisor dopamina.

Fosforilación de la tirosina.

La tirosina puede sufrir una fosforilación en su grupo hidroxilo (-OH) a causa de la acción de numerosas enzimas del tipo tirosina quinasa. Estas enzimas están implicadas en la transducción de señales y en la regulación de la actividad enzimática ya que se conoce que la fosforilación de residuos de tirosina tiene la capacidad de activar o inhibir enzimas y receptores.

La sulfatación de la tirosina.

El aminoácido también puede sulfatarse. La sulfatación es una modificación que afecta a las actividades biológicas de los neuropéptidos, al proceso de proteólisis de proteínas precursoras y al transporte intracelular de proteínas secretoras. Fundamentalmente reforzaría las interacciones proteína-proteína. Se conoce que la gastrina y la colecistoquinina poseen una tirosina sulfatada, lo cual aumenta considerablemente la potencia de ambas hormonas.

La tirosina como terapia.

La tirosina se utiliza terapéuticamente en algunos casos de depresión y estrés. También se usa en pacientes esquizofrénicos, ya que se ha visto que en estas personas el transporte de tirosina en los fibroblastos de la piel es más reducido.

# L-Carnitina

La carnitina o 3-hidroxi-4-trimetilaminobutirato (conocida también como L-carnitina o levo carnitina, debido a que en estado natural es un estero isómero L) es una amina cuaternaria sintetizada en el hígado, los riñones y el cerebro a partir de dos aminoácidos esenciales, la lisina y la metionina. En ocasiones se la ha confundido con el ácido fólico (vitamina B9). La carnitina es responsable del transporte de ácidos grasos al interior de las mitocondrias orgánulos celulares encargados de la producción de energía.

El principal papel de la carnitina es acelerar el proceso de oxidación de ácidos grasos y de esta manera la ulterior producción de energía. La deficiencia de carnitina conduce a una disminución sustancial de la producción de energía y al aumento de masa del tejido adiposo.

La principal fuente de carnitina son en particular las carnes rojas. Los vegetales contienen cantidades muy pequeñas o incluso nulas de carnitina.

De todas formas, gran cantidad de la carnitina en nuestro organismo se sintetiza a partir de lisina (aminoácido esencial) con ayuda de la metionina, otro aminoácido esencial, tres vitaminas (vitamina C, vitamina B3 y vitamina B6) y el hierro. La deficiencia de cualquiera de dichos nutrientes conduce a una deficiencia de carnitina.

La concentración inicial de carnitina en recién nacidos depende pura y exclusivamente de la concentración de carnitina en la madre, por eso las mujeres con fallas en la síntesis de carnitina deben consumir suplementos nutricionales durante el embarazo para asegurar la correcta concentración en sus tejidos y, especialmente, en el feto.

La concentración de carnitina en sangre es por lo general bastante más baja en las mujeres embarazadas que en aquellas que no están encinta, aparentemente por el incremento en la demanda de carnitina por parte del feto. El recién nacido depende casi totalmente de fuentes externas de carnitina, de ahí que aquellos que son amamantados tienen mayores posibilidades de tener óptimas concentraciones tisulares de carnitina. Las fórmulas alimenticias para recién nacidos basadas en leche vacuna tienen una cantidad de carnitina sustancialmente menor que la leche materna; en el caso de las fórmulas basadas en soja, la carencia es absoluta.

Los primeros casos de deficiencia de carnitina en humanos se describieron por primera vez en el año 1973; hasta entonces siempre se había pensado que era imposible sufrir deficiencia de este compuesto, a partir de la síntesis e ingestión de esta. Sin embargo, algunos individuos necesitan suplementos nutricionales de carnitina para mantener un metabolismo normal, lo cual claramente indica que la carnitina debería considerarse un nutriente esencial. La deficiencia de carnitina se clasifica en dos grandes grupos, la deficiencia sistémica (que casi nunca se presenta) y la miopática (la más corriente). La sistémica afecta a todo el cuerpo, mientras que la miopática sólo al tejido muscular. Estas son algunas de las causas conocidas de la deficiencia de carnitina:

Deficiencia de lisina o metionina (aminoácidos precursores de la carnitina)

Deficiencia de hierro, vitaminas C, B3 o B6 (otros factores precursores)

Fallo genético en la síntesis de carnitina.

Malabsorción intestinal de la misma.

Problemas hepáticos o renales que afecten a la síntesis.

Defectos en el transporte de carnitina desde los tejidos de origen a los de destino (donde se utiliza en mayores cantidades).

Aumento de la necesidad de carnitina, por una dieta demasiado abundante en lípidos, por estrés, el consumo de ciertas drogas (anticonvulsivos como el ácido valproico) y a causa de ciertas enfermedades.

Karim A Nesr

La carnitina se consigue comercialmente en varias formas, entre las cuales se encuentran la L-carnitina que es la forma de carnitina preferida para el tratamiento de una gran cantidad de afecciones diferentes. Dada su toxicidad, se recomienda no utilizar D-carnitina como suplemento dietético. Otras formas conocidas son la L-acetil carnitina, utilizada frecuentemente en el tratamiento de la enfermedad de Alzheimer y trastornos cardiovasculares, o la L-propionilcarnitina empleada para tratar algunas enfermedades de carácter infeccioso. No usar como suplemento.

La administración de carnitina ha demostrado ser eficaz en el tratamiento de una gran variedad de enfermedades. Se utiliza con frecuencia para tratar afecciones cardiovasculares y renales, sobre todo cuando se intenta mejorar el rendimiento físico. Se debe advertir que cada variante de carnitina que podemos encontrar tiene un efecto diferente en el organismo, por tanto, después de leer la siguiente lista de las afecciones que suelen tratarse con la administración de carnitina, deberá profundizarse en el tipo de carnitina apropiado para cada afección, ya sea L-carnitina, L-acetil carnitina, etc.:

Enfermedades cardiovasculares.

Angina de pecho, infarto agudo de miocardio, necrosis de miocardio, arritmias inducidas por el consumo de drogas, trastornos cardíacos.

Síndrome de fatiga crónica.

Concentraciones elevadas de colesterol asociado a LDL.

Concentraciones elevadas de triacilgliceroles.

Bajo rendimiento físico.

Enfermedad de Alzheimer, depresión senil y falta de memoria relacionada con la edad.

Enfermedades renales, trastornos hepáticos, cirrosis hepática.
Diabetes.

Bajo conteo y movilidad reducida de los espermatozoides (infertilidad masculina).

También se utiliza como un «quemador de grasa».

Como «quemador de grasa» se ha podido demostrar que, durante una toma de 4 gramos diarios divididos en dos tomas durante 24 semanas, incrementó la L-carnitina a nivel muscular en un 21% complementándolo con ejercicio aeróbico en bicicleta al 50% y 80% del esfuerzo máximo. Por lo tanto, mejoraría el envío de ácidos grasos de cadena larga a las mitocondrias de las células. Sin ejercicio los resultados no serán los mismos.

La dosis diaria adecuada de carnitina en cualquiera de sus formas suele oscilar entre los 1500 y los 4000 mg. dividida en varias dosis (se recomienda al menos dos). Se recomiendan dosis sustancialmente menores en pacientes con trastornos renales, pues dosis altas pueden empeorar la situación (aunque el consumo diario de la dosis adecuada para su caso particular puede favorecer al paciente).

Fuera del caso particular mencionado anteriormente, es decir de los pacientes con trastornos renales, la L-carnitina es siempre segura en dosis altas. No puede decirse lo mismo de la D-carnitina que ha demostrado provocar efectos adversos, tales como dolores musculares y reducción del rendimiento muscular, casi seguramente por falta de energía. La administración de D-carnitina suele provocar deficiencia de L-carnitina en algunos tejidos, como el cardíaco y el óseo.

La carnitina interactúa con la coenzima Q10, el ácido pantoténico y en mayor medida con la colina, cuyo adecuado consumo reduce la excreción de carnitina por vía urinaria y aumenta la concentración intracelular de la misma.

La carnitina es vital para el ser humano, ya que sin ella no habría liberación energética, llevando el músculo cardiaco la peor parte, ya que los requerimientos energéticos a nivel cardiovascular son vitales.

No existen restricciones para su consumo durante el embarazo y la lactancia, ya que esta es una sustancia natural, cuya demanda se incrementa durante el embarazo y, además, forma parte de la leche humana. Tampoco se han registrado alteraciones fetales.

Se han realizado estudios con dosis altas de L-carnitina, 15 g/día, sin registrarse mutagénesis, teratogénesis ni carcinogénesis.

La L-carnitina se puede tomar por vía oral y parenteral (intramuscular o intravenosa). La dosis habitual es de 50-100 mg/kg/día, tanto en niños o en adultos, distribuida en 2 o 3 tomas por día.

Según la información médica actual, los efectos secundarios de la L-carnitina no son significativos y con el control médico adecuado puede ser útil para bajar de peso, sobre todo si se tiene un déficit de levo carnitina. Vital para la disfunción eréctil. Antes de consumir éste o cualquier otro suplemento dietético, se debe consultar con el médico.

Efectos secundarios de la L-carnitina administrada por vía oral pueden ser: hipersensibilidad a algunos de sus componentes. Náuseas. Mareo. Vómitos. Hiperhidrosis. Síntomas parecidos a la miastenia. Para contrarrestar estos efectos adversos se aconseja tomar la L-carnitina con las comidas.

## El fosfato de magnesio

El fosfato de magnesio (Magnesium phosphoricum) es después del potasio la segunda sal más importante. Participa en el sistema óseo, sistema muscular, nervios, cerebro, higado y tiroides. Es un analgésico antiespasmódico, anti-colesterol y protector cardiaco. Ayuda contra los espasmos musculares y contribuye al tratamiento de los dolores musculares, dolores menstruales, las tensiones de la zona cervical y calma los espasmos gastrointestinales.

Su carencia provoca rigidez muscular, dolores abdominales, calambres y agitación emocional.

Esta sal reduce los dolores reumáticos y se utiliza para el tratamiento de los dolores graves, también sirve en el tratamiento del dolor de riñón y el de vesícula. Alivia los dolores neurológicos, tirones musculares y calambres. Es un antiespasmódico y uno de los mejores tratamientos para neuralgias y dolores punzantes.

Alivia los dolores menstruales y ayuda en las contracciones antes del parto.

Utilizado como pomada tiene un efecto relajante, analgésico y de distensión en nervios y músculos. Se utiliza como alivio de hormigueo nocturno en brazos, dolores neuropáticos, ciática, dolor de cuello y cabeza.

Karim A Nesr

Como vivir mejor con fibromialgia

Karim A Nesr

## NOTAS FINALES

En primer lugar, quiero agradecerte la compra de este libro y decirte que es una gran satisfacción para mí que hayas llegado hasta el final de este.

Quiero decirte que todo lo recogido en el además de estar basado en estudios médicos y científicos totalmente probados está sustentado en la experiencia personal.

He reflejado aquí todo lo que he aprendido sobre este tipo de enfermedades y todo lo que he probado y he experimentado sobre las mismas para ayudarte en tu camino hacia una mejoría en tu salud y en tu vida.

Sé cómo te has sentido y cómo te sientes conviviendo día a día con esta enfermedad. Por eso puedo transmitirte confianza y esperanza.

Es una enfermedad muy dura que en algunos momentos llega a doblegarnos y a hacernos pensar en "tirar la toalla"

Nos obliga a replantearnos toda nuestra vida y a cambiar todas nuestras expectativas, a nosotros a nuestras familias y a quienes nos rodean.

Pero por otra parte también nos da muchas grandes lecciones y nos enseña a ver la vida de otro modo, a conocer mejor a las personas y nos obliga a conocernos mejor a nosotros mismos.

Podemos aprovecharnos de ella para comenzar una nueva vida mucho más consciente de nosotros mismos y nuestras necesidades reales.

Si te puedo asegurar algo, puedes mejorar y mucho tu estado de salud y tu calidad de vida. No te rindas por duro y tedioso que parezca el camino y es una lucha que merece la pena.

Vas a ganar la batalla, yo confío plenamente en ti y en tu fuerza.

Como vivir mejor con fibromialgia

www.ingramcontent.com/pod-product-compliance
Lightning Source LLC
Chambersburg PA
CBHW070627220526

**45466CB00001B/113**